**Hefte zur Unfallheilkunde**
Beihefte zur Zeitschrift „Unfallheilkunde/
Traumatology"

Herausgegeben von J. Rehn und L. Schweiberer

# 166

D1663736

L. von Laer

# Skelett-Traumata im Wachstumsalter

Mit 49 Abbildungen

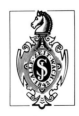

Springer-Verlag
Berlin Heidelberg New York Tokyo 1984

Reihenherausgeber

Prof. Dr. Jörg Rehn
Mauracher Straße 15, D-7809 Denzlingen

Prof. Dr. Leonhard Schweiberer
Direktor der Chirurgischen Universitätsklinik München-Innenstadt
Nußbaumstraße 20, D-8000 München 2

Autor

Priv.-Doz. Dr. Lutz von Laer
Basler Kinderspital, Traumatologische Abteilung
Römergasse 8, CH-4005 Basel

ISBN 3-540-12605-8 Springer-Verlag Berlin Heidelberg New York Tokyo
ISBN 0-387-12605-8 Springer-Verlag New York Heidelberg Berlin Tokyo

CIP-Kurztitelaufnahme der Deutschen Bibliothek. Laer, Lutz von: Skelett-Traumata im Wachstums-
alter / L. von Laer. – Berlin ; Heidelberg ; New York ; Tokyo : Springer, 1983.
(Hefte zur Unfallheilkunde ; 166)
ISBN 3-540-12605-8 (Berlin, Heidelberg, New York, Tokyo)
ISBN 0-387-12605-8 (New York, Heidelberg, Berlin, Tokyo)
NE: GT

Druck- und Bindearbeiten: Beltz Offsetdruckerei, Hemsbach/Bergstr.
2124/3130-543210

# Vorwort

Der Autor, Privat-Dozent Dr. L. von Laer, Leiter der Kindertraumatologischen Abteilung der Kinderchirurgischen und Orthopädischen Klinik, hat in minutiöser Arbeit retrospektiv das große Krankengut von kindlichen Frakturen der letzten 20 Jahre ausgewertet und im Hinblick auf die möglichen Spätfolgen nach Wachstumsabschluß analysiert.

Diese Arbeit darf als erste konsequente und umfassende Studie über die Phänomene der Spontankorrektur verbliebener Fehlstellungen und der posttraumatischen Wachstumsstörungen nach Frakturen im Kindesalter bezeichnet werden.

Die kritische Beurteilung dieser Phänomene im Bezug auf deren primäre oder sekundäre therapeutische Beeinflußbarkeit deckte dabei neue Erkenntnisse auf, die als Basis für ein zukünftiges differenziertes Behandlungskonzept dienen werden.

Insbesondere wird auch gezeigt, daß konservative und operative Behandlungsmöglichkeiten heute ihre klare Indikation haben und für jeden Frakturtyp und jeden einzelnen Patienten gegeneinander abgewogen werden müssen. Die Kenntnisse des Ablaufs von Korrekturmechanismen, wie auch der Folgen von Wachstumsstörungen sind dafür wichtige Voraussetzung.

In dieser Monographie werden bestehende Lehrmeinungen kritisch bewertet und auch in Frage gestellt. So wird sie auch als Basis und Ausgangspunkt für weitere klinische und experimentelle Untersuchungen in der näheren Zukunft herangezogen werden. Für Kinderchirurgen, Orthopäden und Unfallchirurgen stellt dieses Buch eine wesentliche Bereicherung und Stimulation dar.

Basel, Oktober 1983

Prof. B. Herzog
Prof. E. Morscher

# Inhaltsverzeichnis

VIII

# I. Einleitung

In den letzten Jahren wurde präarthrotischen Deformitäten nach Frakturen im Wachstumsalter zunehmend Aufmerksamkeit geschenkt. Vor allem wurde die Frage nach deren Ursache
und damit auch deren primärer Vermeidbarkeit gestellt. Damit konzentrierte sich das
Augenmerk auf die primäre Therapie. Unter dem Eindruck später Komplikationsmöglich-
keiten erschien das konservative Laisser-faire der frühen Jahre bei der primären Behandlung
ebensowenig befriedigend wie die operative Aggression der frühen Osteosyntheseära.
Inzwischen ist man zu dem Schluß gelangt, daß bei Kindern und Jugendlichen konservative
und operative Behandlungsmethoden nicht gegenübergestellt werden, sondern sich ergänzen
sollten [19, 213, 232]. Aber gerade zu diesem Zweck müssen die Indikationen für beide
Behandlungsmethoden besonders abgegrenzt, differenziert und ausgefeilt werden. Die
wichtigsten Grundlagen für eine derartige Differenzierung sind zum einen das Wissen um
die Ursache posttraumatischer Deformitäten und damit auch um die Möglichkeit des primären Vermeidens, zum andern das Wissen um die Phänomene des Wachstums.

In den letzten Jahren wurde versucht, v.a. für die operative Behandlung, eine Differenzierung vorzunehmen [18, 39, 54, 94, 111, 145, 147, 168, 204, 207, 213, 225, 231, 233,
234, 236, 240]. Daraus ergab sich die Indikation zur konservativen Therapie sozusagen nur
per exclusionem [19, 37, 39, 161, 232, 234, 236]: Was nicht operiert werden muß, kann
konservativ behandelt werden. Dieser Trend wird deutlich veranschaulicht durch das 1978
erschienene Buch von Weber et al., in dem im Vorwort klar als Ziel beschrieben wird, die
operative Indikation zu differenzieren, abzugrenzen und zu verteidigen. Dementsprechend
sind auch im speziellen Teil dieses Buchs immerhin von ca. 180 bildlich dargestellten Fällen
rund 100 Fälle operativ behandelt worden.

Diese einseitige Abgrenzung wird den Gegebenheiten des wachsenden Skeletts nicht
genügend gerecht. Beim Erwachsenen wird die Indikation zur Behandlung einer Fraktur
durch 2 Faktoren geprägt:

1. Durch die möglichen Schäden konservativer Behandlung, wie Embolien nach Thrombo-
   sen, Sudeck-Erkrankung, Ankylosen mit verzögerter Mobilisation und Rehabilitation
   und damit auch verzögerte Wiedereingliederung in den Arbeitsprozeß. Demgegenüber
   werden die möglichen Schäden operativer Behandlung wie Osteomyelitiden, Narkose-
   schäden etc. abgewogen.
2. Entscheidend durch den Begriff der sog. Präarthrose. Direkte Schäden des Gelenks
   (Stufen, Knorpelfragmente und Druckschäden) können eine inkongruente Belastung des
   Gelenks bedeuten und damit eine der Voraussetzungen für eine Früharthrose sein. Im
   Gegensatz zu dieser direkten Ursache einer Präarthrose können indirekte Ursachen ange-
   führt werden, wie posttraumatische Achsenfehlstellungen im Schaftbereich, die ebenfalls
   zu einer inkongruenten Belastung der umgebenden Gelenke führen können. Dies v.a.
   dann, wenn die Fehlstellung nicht anstandslos durch eines der die Fehlstellung umgebenden Gelenke kompensiert werden kann.

Hierbei spielt (selbst beim Erwachsenen) eine gewisse Altersabhängigkeit eine Rolle: Je
jünger der Patient, desto geringer ein möglicher Ruhigstellungsschaden und desto größer

auch das physiologische Bewegungsausmaß seiner Gelenke, um Fehlstellungen im Schaftbereich funktionell kompensieren zu können. Einer physiologischen Bewegungs- und Kompensationsminderung ist mit zunehmendem Alter Rechnung zu tragen.

Bei der Indikationsstellung zur Therapie einer Fraktur im Erwachsenenalter müssen also jeweils mögliche Therapieschäden – hier besonders schwerwiegend die der konservativen Behandlung – gegen eine bestehende und persistierende Präarthrose abgewogen werden.

Beim Kind stellt sich das Problem völlig änders dar: Ruhigstellungsschäden im Rahmen konservativer Behandlung sind aufgrund der wesentlich schnelleren Konsolidations- und Regenerationszeiten nicht vorhanden. Die früher geschilderten Gefahren der Osteosynthese, wie Pseudarthrosen und Infekte [14, 47], sind aufgrund besserer Osteosythesetechniken auch beim Kind deutlich geringer geworden. Hinzu kommen beim Kind Behandlungsverfahren, die eine Kombination von operativen und konservativen Maßnahmen darstellen und beim Erwachsenen vornehmlich wegen der möglichen Ruhigstellungsschäden verpönt sind: Extensionen und perkutane Kirschner-Drahtspickungen mit zusätzlicher Gipsruhigstellung. Aber auch für dieses Verfahren ist die Kontraindikation des Erwachsenen, der mögliche Ruhigstellungsschaden, beim Kind nicht gültig.

Grundsätzlich verbleibt damit für die Indikationsstellung zur Therapie einer Fraktur im Wachstumsalter allein die Beurteilung der Präarthrose. Im Gegensatz zum Erwachsenen ist die Präarthrose beim Kind jedoch wandelbar: Präarthrotische Deformitäten können im Verlauf des weiteren Wachstums sekundär entstehen, primär entstandene jedoch während der Wachstumsphase wieder verschwinden. Dazu kommt, daß durch das erheblich größere Bewegungsausmaß aller Gelenke bestehende Fehlstellungen besser und länger funktionell kompensiert werden können, ohne einen Schaden an den Gelenken hervorzurufen. Das Wachstum bringt somit Vorteile in Form von Korrekturmechanismen, wie auch Nachteile in Form von Wachstumsstörungen mit sich. Eine differenzierte Behandlung von Frakturen am wachsenden Skelett setzt demnach nicht nur das Wissen über die Grenzen und die Zuverlässigkeit des einen, sondern auch über die primär-therapeutische Beeinflußbarkeit des anderen voraus.

Damit muß nicht nur eine differenzierte Abgrenzung der operativen, sondern auch der konservativen und halbkonservativen Therapie vorgenommen und somit jedes Behandlungsverfahren für jeden Bruch im Wachstumsalter und für jeden einzelnen Patienten gegeneinander abgewogen werden.

Die Grundlagen zur Beantwortung der Fragen nach den Ursachen posttraumatischer Deformitäten und deren primär-therapeutischer Vermeidbarkeit sind in der Literatur nicht genügend fundiert [186], die Antworten darauf meist pauschal und wenig differenziert abgehandelt. Vor allem fehlen sowohl experimentelle als auch klinisch konsequente Untersuchungen zu den Korrekturmechanismen, deren Zuverlässigkeit und Grenzen. Zwar wird immer wieder auf die wohltuenden Korrekturkräfte des kindlichen Skeletts hingewiesen, die erst eine konservative Behandlung in so großem Umfang ermöglichen [14, 19, 37, 39, 86, 147, 172, 173, 213, 232]. Jedoch ist nur vereinzelt und angedeutet eine Systematik der Korrekturmechanismen, deren Ergebnisse und noch seltener deren Grenzen zu finden [26, 30, 31, 47, 89, 99, 175, 178, 189, 208]. Vor der klinischen Konsequenz, Korrekturen therapeutisch auszunützen, scheuen alle Autoren zurück.

Über posttraumatische Wachstumsstörungen wurde v.a. experimentell außerordentlich viel gearbeitet, doch fehlt in den meisten Fällen der klinische Bezug zu diesen Arbeiten [17, 28, 30, 31, 36, 50, 57, 60, 66, 73, 74, 75, 92, 96, 148, 153, 159, 169, 186, 188]. Vor allem steht die retrospektive Bilanz der letzten Jahre über die vorgenommenen sowohl operativen als auch konservativen Behandlungsverfahren fast vollständig aus. Damit steht aber auch weiterhin die Frage noch offen, inwieweit posttraumatische Wachstumsstörungen primär und direkt therapeutisch vermieden werden können.

Ein weiterer Punkt, der die primäre Therapie von Frakturen im Wachstumsalter beeinflusst, ist die klinische Bedeutung verbliebener posttraumatischer Deformitäten nach Wachstumsabschluß. Man geht heute eher von der Voraussetzung aus, daß jeder persistierende Achsenfehler, in welcher Ebene auch immer, und jede auch noch so geringe Gelenkstufe unabhängig von ihrer Lokalisation als Präarthrose aufzufassen ist. Spätuntersuchungen, die über die klinische Bedeutung und das tolerable Maß persistierender Fehlstellungen Aufschluß geben könnten, fehlen vollständig.

Die Aufarbeitung und Sichtung unseres kinderchirurgischen traumatologischen Krankenguts sowie entsprechende späte Nachuntersuchungen aus den vergangenen 6 Jahren sollten uns Auskunft über die anstehenden Fragen geben. Es wurden insgesamt rund 3000 Krankengeschichten mit den dazugehörigen Röntgenbildern ausgewertet, rund 1500 Patienten konnten klinisch und radiologisch nachuntersucht werden. Die Auswertungen und Nachuntersuchungen fanden z.T. im Rahmen von Dissertationen statt oder wurden vom Autor persönlich durchgeführt. Ein großer Teil der Ergebnisse ist inzwischen in detaillierten Arbeiten publiziert worden, so daß im folgenden auf eine genaue Darstellung der Ergebnisse und der Methodik verzichtet wird. Vornehmliches Ziel dieser Arbeiten ist es, aufgrund literarischer und eigener Ergebnisse und Angaben die anstehenden Fragenkomplexe einzuengen und die therapeutischen Konsequenzen in klinischer Sicht auszurichten. Da die Nachuntersuchungen v.a. die Probleme banaler, d.h. häufiger Verletzungen klären sollten, wie z.B. Frakturen des Oberschenkels, des Ellbogenbereichs und des Vorderarms usw., wurden von dieser Untersuchung und Zusammenfassung die eher seltenen Becken-, Wirbelsäulen (WS)- und Schenkelhalsfrakturen ausgenommen.

## II. Klinik der Physiologie und Pathologie des Knochenwachstums

Die Formung der Epi- und Metaphyse, deren Umbau und Regeneration wird weitgehend durch die Epiphysenfuge und damit durch enchondrale Knochenbildungsvorgänge geprägt. Die von Frost [58] als „triple-surface system" bezeichneten, die verschiedenen Oberflächen der Knochensubstanz bedeckenden Blasteme des Periosts, des Endosts und der die Havers- und Volkmann-Kanäle ausfüllenden Zellpopulationen [194] regeln die Wachstums-, Umbau- und Regenerationsvorgänge im Bereich der Diaphyse. Sie werden also durch perichondrale Knochenbildungsvorgänge geprägt. Im folgenden sei auf die physiologischen, anatomischen und funktionellen Grundlagen dieser Wachstumsvorgänge kurz eingegangen.

## Aufbau und Funktion des epi-metaphysären Bereichs – Längenwachstum

Die funktionell-anatomische Gliederung der Epiphysenfuge nach Schenk [194, 195] ist der einer anatomisch-morphologischen Unterteilung anderer Autoren vorzuziehen [171, 188, 211], da diese auch eher den klinischen Konsequenzen und Anforderungen entspricht [121]. Danach sind 3 funktionell verschiedene Zonen zu unterscheiden: 1. der epiphysäre Anteil der Wachstumszone mit dem Stratum germinativum und der Zone des Pallisadenknorpels, 2. der metaphysäre Anteil der Fuge mit der Zone des Blasenknorpels und der Zone der Mineralisation, 3. die Zone der Eröffnung und Chondrolyse, die jedoch nicht mehr der Fuge selbst, sondern schon der eigentlichen Metaphyse zuzurechnen ist. Somit unterscheiden wir als wesentliche Schichten der eigentlichen Wachstumsfuge nur einen epiphysären und einen metaphysären Teil (Abb. 1).

### Epiphysärer Fugenanteil

Epiphysennahe liegt die Schicht des ruhenden Knorpels, das Stratum germinativum, mit nur vereinzelten Knorpelzellen in einer ausgedehnten Matrix, die weitgehend aus Kollagenfasern, Proteoglykanen und eingelagerter Flüssigkeit besteht. Durch funktionelle Druck- und Zugbelastung der Fuge richten sich die proliferationsfähigen Chondroblasten pallisadenförmig auf und treten langsam in eine Reifephase über [195]. Dieser Vorgang ist verbunden mit einer intensiven Produktion von Proteoglykanen bei gleichzeitiger Flüssigkeitsaufnahme durch die Zelle. Mit zunehmender Matrixsynthese und longitudinaler Ausrichtung der Zelle bilden sich aus Glykosaminglykanen Hüllen um die Knorpelzellen (perilakunäre Matrix). Diese wiederum werden in eine Hülle aus Kollagenfasern eingebettet, die die Knorpelsäulen umgibt und somit ein sog. Matrixkompartiment bildet. In derartigen Kompartimenten sind die einzelnen Zellen durch Quersepten voneinander getrennt. Die Kompartimente selbst sind durch die interterritoriale Matrix voneinander getrennt, die sich durch längsorientierte

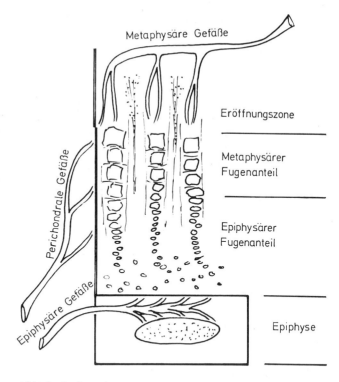

Metaphysäre Gefäße

Eröffnungszone

Metaphysärer
Fugenanteil

Epiphysärer
Fugenanteil

Perichondrale Gefäße

Epiphysäre Gefäße

Epiphyse

**Abb. 1.** Aufbau der Epiphysenfuge. (Näheres s. Text)

Kollagenfibrillen auszeichnet. Die interterritoriale Matrix ist in der Längsrichtung leicht spaltbar [195], so daß die einzelnen Kompartimente voneinander trennbar sind, ohne lädiert werden zu müssen. Im gesamten epiphysären Fugenanteil, d.h. im Bereich des Stratum germinativum und des Pallisadenknorpels, haben die Zellen Proliferationspotenz [101].

**Metaphysärer Fugenanteil**

Mit zunehmender Reifung der Knorpelzellen (Flüssigkeitsaufnahme und Proteoglykan-synthese) geht die Fähigkeit der Zellteilung verloren, so daß im metaphysären Teil keine Proliferation mehr stattfindet [101]. Durch Größenzunahme der einzelnen Zellen bildet sich die Schicht des Blasenknorpels. Die Vergrößerung der Zellen geht dabei ausschließlich auf Kosten der longitudinalen interkolumnären Septen, nicht der Quersepten. Indem gleich-zeitig die Höhe der Zellen um etwa das 3fache zunimmt, wird der eigentliche Längenzu-wachs geleistet [195]. Hier beginnen nun auch die Mineralisationsvorgänge: Die ersten Apatiteinlagerungen mit Hilfe sog. Vesikel finden ausschließlich in den longitudinalen interterritorialen Matrixsepten statt. Perilakunäre Matrix und Quersepten bleiben von dieser beginnenden Mineralisation verschont.

## Metaphysärer Übergangsbereich

Die einsetzende Mineralisation der Längsmatrix im metaphysären Teil der Fuge ist die Voraussetzung zur Invasion von Kapillaren. Erst damit ist die Einwanderung von Chondroblasten und Osteoblasten möglich und die Voraussetzung zur eigentlichen Chondrolyse und zu gleichzeitigem Aufbau des metaphysären Knochens gegeben. Dabei richtet sich der Aufbau der metaphysären Spongiosastruktur nach der funktionellen Belastung dieses Bereichs, ähnlich wie die Ausrichtung des Pallisadenknorpels nach der Richtung der Belastung erfolgt [53].

## Epiphyse und epiphysärer Übergang

In der Epiphyse selbst, die primär rein knorpelig angelegt ist, finden ebenfalls enchondrale Verknöcherungsvorgänge statt. Deren Beginn ist genetisch festgelegt und von Epiphyse zu Epiphyse verschieden. Um ein, meist im Zentrum der Epiphyse entstandenes, primäres Ossifikationszentrum bildet sich durch entsprechende Größenzunahme via enchondraler Knochenbildung der epiphysäre Kern. Dieser nimmt in der Wachstumsphase durch weitere enchondrale Knochenbildung an Größe zu, wächst jedoch nie über die Grenze zur Epiphysenfuge selbst oder zum Gelenkknorpel hinaus. Somit stehen während des Wachstums Gelenkknorpel und Fuge stets knorpelig miteinander in Verbindung.

## Perichondraler Ring

Am Übergang der Metaphyse zur Fuge liegt die Grenze zwischen dem Periost und dem Perichondrium. Letztgenanntes bedeckt den knorpeligen Anteil der Fuge zirkulär und ist durch die Produktion von Chondrozyten für das Dickenwachstum der Fuge verantwortlich. Die Grenze zwischen Periost und Perichondrium verlagert sich entsprechend der Abschlußkante der Metaphysenkortikalis stetig gelenkwärts, ähnlich wie die metaphysären Bandansätze auch [195].

## Gefäßversorgung des epi-metaphysären Bereichs

Dieser kommt eine gewichtige Rolle zu. Aufgrund der Untersuchungen Goffs [61] und Truetas [217–219] können wir drei Gefäßsysteme unterscheiden:
1. Die Ernährung der Metaphyse erfolgt durch ein eigenes, metaphysäres, an Kapillaren reiches Gefäßsystem. Ihm obliegt v.a. die Versorgung und Aufrechterhaltung der chondrolytischen und Mineralisationsvorgänge des degenerierten Wachstumsknorpels.
2. Die Epiphyse selbst wird von einem eigenen epiphysären Gefäßsystem ernährt. Dieses dient einerseits der Versorgung des Epiphysenkerns, andererseits der Ernährung des epiphysären Fugenanteils.
3. Ein zusätzliches kleineres, eigenständiges Gefäßsystem versorgt den perichondralen Ring, d.h. das Perichondrium. Während die meisten Autoren annehmen, daß epi- und metaphysäres Versorgungssystem keine Verbindung miteinander haben [171, 188, 211, 217–

219], schließen Brodin [20], Irving [90] und Schenk [195] Verbindungen zwischen meta- und epiphysärem System nicht aus.

**Hyperämie und Stimulation der Fuge**

Eine Stimulation der Epiphysenfuge ist immer dann zu erwarten, wenn es durch umliegende oder die Fuge direkt betreffende Prozesse zur vermehrten Durchblutung der epiphysären Gefäße und damit zur Funktionssteigerung des Wachstumsknorpels kommt. Dies gilt im traumatischen Bereich für Frakturen, die den epi- und metaphysären Anteil betreffen ebenso wie für Frakturen, die im Bereich der Diaphyse und der Epiphyse selbst liegen. Durch die Heilungsvorgänge kommt es zur vermehrten Durchblutung der die Fraktur umgebenden epiphysären Gefäßsysteme [61, 217] und damit zur Funktionssteigerung der Fuge, zum vermehrten Längenwachstum. Schon nur um bestehende Beinlängendifferenzen auf diese Weise behandeln zu können, wurde dieses Phänomen in zahlreichen experimentellen Arbeiten untersucht [17, 20, 57, 66, 73, 75, 89, 92, 178, 193, 239]. Eine breite historische Literaturübersicht über Versuche mit Periostablösungen, Einbringen verschiedener Fremdkörper in den epiphysären Knorpel, Verschluß der Markhöhle, Einbringen von Bakteriensuspensionen usw., um eine Funktionssteigerung der Fuge zu erzielen, ist Morschers Buch über die Beinlängenunterschiede [144] zu entnehmen.

**Verschluß der Epiphysenfuge**

*Physiologischer Fugenverschluß*

Der physiologische Verschluß jeder einzelnen Fuge ist hormonell-genetisch festgelegt. Nach einer kurzen Ruhepause in der präpubertären Wachstumsphase sind deutlich weniger proliferierende Knorpelzellen zu beobachten [10, 24, 148, 171]. Damit ist das Gleichgewicht zwischen Proliferation und Chondrolyse zugunsten der Lyse gestört. Damit wird aber auch der Weg für die Kapillareinsprossung weiter nach epiphysenwärts freigegeben, mit zunehmender Verknöcherung des Stützgewebes. Die Eröffnungszone wandert weiter epiphysenwärts. Die Folge ist eine zunehmende Verschmälerung der Wachstumsfuge. Das endgültige Verschmelzen von Meta- und Epiphyse ist dann in die Wege geleitet, wenn die einsprossenden Kapillaren den Kern der Epiphyse erreicht haben. Dieser Vorgang des Verschlusses betrifft nicht ad hoc die gesamte Fuge gleichzeitig, sondern beginnt sozusagen in einem Verschlußzentrum und breitet sich von dort fächerförmig über den restlichen Teil der Fuge aus, wie z.B. an der distalen Tibiaepiphysenfuge [105, 117]. Somit können wir im Rahmen der enchondralen Knochenbildung 3 Phasen unterscheiden:
1. die eigentliche Phase des Wachstums,
2. eine kurze präpupertäre, prämature Ruhephase,
3. die eigentliche Phase des Verschlusses.

## Pathologischer posttraumatischer Fugenverschluß

Ein vorzeitiger Verschluß der Fuge kann partiell oder total immer dann eintreten, wenn das Gleichgewicht zwischen Chondrozytenproliferation und Chondrolyse gestört ist. Störungen der Chondrolyse sind nach allen Verletzungen zu befürchten, die den metaphysären Teil der Fuge ausschließlich oder zusätzlich tangieren. Die Folgen sind jedoch hier meist passagerer Natur, da es wegen der reichlichen metaphysären Gefäßversorgung jeweils zur schnellen Regeneration kommt. Eine traumatische Störung der Chondrolysevorgänge führt deshalb höchstenfalls zu einer vorübergehenden Verbreiterung der Fuge.

Anders verhält es sich jedoch, wenn es durch ein Trauma zur persistierenden Schädigung der Proliferationsvorgänge gekommen ist. Dies wird immer dann der Fall sein, wenn die Folgen des Traumas in einer mehr oder weniger ausgeprägten Nekrose des epiphysären Knorpels bestehen. Durch den teilweisen oder vollständigen Untergang des eigentlichen Wachstumsknorpels wird nicht nur das Gleichgewicht zwischen Proliferation und Chondrolyse gestört, sondern die Nekrose bildet auch gleichzeitig die beste Voraussetzung für eine bindegewebige und kapillare Einwucherung, d.h. zum Übergreifen der Mineralisationsvorgänge auf den epiphysären Teil der Fuge. Im extremen Fall kann der physiologische Fugenverschluß – partiell oder total – vorzeitig erfolgen, indem die einwuchernden Gefäße via Nekrose des Knorpels den epiphysären Knochenkern erreichen und damit die Voraussetzung für eine mehr oder minder große knöcherne Brücke bilden, die sich zwischen Epi- und Metaphyse manifestiert. Findet ein solcher Fugenverschluß partiell und exzentrisch statt, so kommt es zur zunehmenden Fehlstellung der Epiphyse, da der unversehrte, nicht überbrückte Teil der Fuge seine Funktion bis zum Wachstumsabschluß aufrecht erhält [28, 50, 60, 70, 128, 159, 162, 227, 228]. Eine derartige Brücke kann aber auch je nach weiterer Wachstumserwartung – und damit je nach vorhandener Wachstumsschubkraft – und je nach Ausmaß der Brücke im weiteren Wachstum wieder gesprengt werden [44, 96, 227]. Diese Schubkraft kann derart erheblich sein [209], daß Morscher [144] für die Epiphysiodese mit der Blount-Klammer stets dann Mißerfolge erwartet, wenn nicht Klammern angewendet werden, die einen Wachstumsdruck von 400–600 kg aushalten. So fordert er, für die Epiphysiodese des distalen Femurendes oder der proximalen Tibia je 6 Klammern zu verwenden, von denen jede einen Druck von 80–100 kg aushält [144].

Als Ursache einer derartigen Brückenbildung werden in der Literatur, v.a. als Resume der experimentellen Studien, 3 Möglichkeiten angegeben [50]:
1. Nekrose des Wachstumsknorpels aufgrund des einwirkenden Traumas selbst, also direkte Zerstörung des Wachstumsknorpels als Folge eines Crushtraumas [188];
2. partielle oder totale Nekrose des Wachstumsknorpels aufgrund passagerer oder persistierender Gefäßschäden [26, 101a, 153, 159, 219];
3. nach longitudinaler Unterbrechung der Wachstumsfuge [50] mit Einsprossung von Bindegewebe und Kapillaren in den Defekt mit nachfolgender Verknöcherung [28, 50, 60, 128, 129, 159, 162, 228]. Wir bezeichnen letztere Brücke als sog. Ausheilungsbrücke [114, 122].

**Funktionelle Korrekturmechanismen des epiphysären Bereichs**

Die Epiphysenfuge ist für das Längenwachstum, das Perichondrium für das Dickenwachstum der Fuge verantwortlich. Die enchondrale Knochenbildung in der Epiphyse regelt die Gestaltung der eigentlichen Gelenkflächen. Die Richtung der enchondralen Knochenbildung ist v.a. von Druck- und Zugkräften abhängig. Erst diese Kräfte prägen das morphologische Bild der Fuge, v.a. der Schicht des Pallisadenknorpels. Unter funktioneller Belastung richten sich die Pallisaden stets senkrecht zur einwirkenden Kraft aus [82, 169]. Geht die funktionelle Belastung verloren oder ändert sie sich, so erfährt auch der morphologische Aufbau eine Veränderung, die Knorpelzellen richten sich nicht mehr pallisadenförmig auf. In der anglo-amerikanischen Literatur wird deshalb nicht zwischen (druckbelasteten) Epiphysen und (zugbelasteten) Apophysen, sondern zwischen „pressure and traction epiphysis" unterschieden [61, 171]. Nur die Druckepiphysen sind für das Längenwachstum verantwortlich; sie vermögen sich den geänderten Funktionsverhältnissen anzupassen: Durch ungleichmäßigen Druck kommt es auf der Seite der verminderten Belastung zur Stimulation, auf der Seite der vermehrten Belastung zur Hemmung der Wachstumsvorgänge [99, 101a, 165, 166]. Auch Janis [92] Distraktionsversuche bestätigen diesen Effekt. Durch dieses Reagieren auf funktionelle Druck- und Zugkomponenten vermag das enchondrale Ossifikationsorgan nicht nur die Form der einzelnen Gelenke in physiologischem Maße zu prägen, sondern auch Fehlstellungen in und um den Epiphysenbereich sowie im Gelenk selbst zu korrigieren (Abb. 2).

## Aufbau, Ernährung und Funktion des diaphysären Bereichs – Dickenwachstum

*Form*

Die Form der Dia- und Metaphyse ist genetisch gegeben und primär knorpelig angelegt. Durch perichondrale Knochenbildung erhält die Diaphyse eine grobfaserige Knochenmanschette [24]. Während sich das dem perichondralen Knochen anliegende Bindegewebe zum Periost umformt, beginnen im Inneren der Diaphyse enchondrale Knochenbauvorgänge (wie z.B. bei der Ausbildung der Epiphysenkerne). Durch Gefäßeinsprossung vom Periost aus kommt es zur zunehmenden Chondrolyse des Knorpels, zum einen, um anstelle des aufgelösten Knorpels Faserknochen aufzubauen, zum anderen wird dieser Knochen gleichzeitig durch Kapillaren perforiert (die späteren Nutritivgefäße), die ebenfalls in der Tiefe zur Chondrolyse des primär knorpelig angelegten Skelettabschnitts führen und damit die Ausbildung der Markhöhle in die Wege leiten. Von hier aus erfolgt durch endostalen Abbau die Vergrößerung der Markhöhle, während durch appositionellen periostalen Anbau die äußere Dickenzunahme des Knochens gewährleistet wird.

10

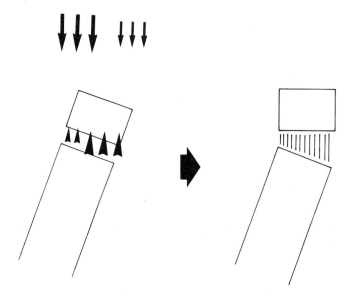

**Abb. 2.** Funktioneller Korrekturmechanismus der Epiphysenfuge. Bei verbliebenen Fehlstellungen im Epiphysenbereich erfolgt die Aufrichtung der Epiphyse durch, den veränderten Druckverhältnissen entsprechendes, asymmetrisches Längenwachstum

*Ernährung*

Die diaphysäre Ernährung erfolgt im ersten Osteon über Gefäße in den Havers-Kanälen, die sowohl mit dem Markraum durch die Volkmann-Kanäle als auch mit dem Periost in Verbindung stehen. Somit werden die entsprechenden Kortikalisbezirke nicht nur vom Endost, sondern auch vom Periost ernährt. In den sekundären Osteonen wird jedoch zunehmend das Havers-System an die medullären Gefäße angeschlossen. Dabei ist aber während des Wachstums nie eine strenge Abgrenzung der jeweiligen Gefäßsysteme möglich, schon gar nicht in Bereichen, die einer steten Anpassung unterworfen sind, wie v.a. der metaphysäre Bereich, der Oberschenkelschaft und der Schenkelhals [194, 195].

*Funktion*

Das funktionelle Zusammenspiel zwischen Periost und Endost ist von hormonellen, statischen und funktionellen Momenten abhängig und folgt dem Roux-Gesetz der funktionellen Anpassung, wobei stets mit einem Minimum an Materialaufwand ein Maximum an funktioneller Belastbarkeit erzielt werden soll [166, 184, 241]. Dieses funktionell-schematische Verhalten von Periost und Endost (periostaler Anbau und endostaler Abbau) kann aber je nach Bedarf und Lokalisierung modifiziert werden. Physiologischerweise geschieht dies zum einen, um eine spezielle Form des Knochens zu erhalten, wie z.B. die Antekurvation am Oberschenkel. Dieses sog. Driften [49, 195] wird durch Funktionsaustausch von Periost und Endost an der Rückseite des Oberschenkels erreicht: Das Endost sorgt hier für den knöchernen Anbau, während das Periost den Abbau vollzieht. Zum anderen findet eine physiologische Funktionsänderung im Bereich der Metaphyse statt: Um die spezielle Form der Metaphyse während des Wachstums zu gewährleisten, muß ein Teil des Periosts osteoklastische Funktion, v.a. am Übergang von der Metaphyse — mit dem vorgegebenen breiten Zylinder der Epiphyse — zur Diaphyse mit dem vorgegebenen schmalen Zylinder des Schafts, übernehmen [49, 194].

### Funktionelle Korrekturmechanismen des Schaftbereichs

Aufgrund der schon aufgeführten funktionellen Anpassung des periost-endostalen Funktionssystems sind bis zu einem gewissen Grad Fehlstellungskorrekturen posttraumatisch verbliebener Fehlstellungen im Rahmen der Frakturheilung durch Austausch obengenannter Funktionen möglich. Vor allem betrifft dies die Fehlstellung der Seit-zu-Seit-Verschiebung und des Achsenknicks in der Frontal- und Sagittalebene: Durch periostalen Anbau auf der Konkavseite der Fehlstellung mit gleichzeitigem endostalem Abbau und periostalem Abbau auf der Konkavseite mit gleichzeitigem endostalem Anbau, erfolgt der Ausgleich des Achsenknicks. Nach dem gleichen Prinzip findet auch der Ausgleich der Seit-zu-Seit-Fehlstellung statt, wobei der Anbau auf der Seite der größten funktionellen Belastung, der Abbau auf der funktionell unbelasteten Seite erfolgt [101a, 166] (Abb. 3).

Gleichzeitig zu diesen Korrekturvorgängen im diaphysären Bereich kommt es aber auch durch aufrichtendes ungleichmäßiges Wachstum der Epiphyse zur parallel laufenden Korrektur der zusätzlich vorhandenen Gelenkfehlstellung. Inwieweit die Korrekturmechanismen

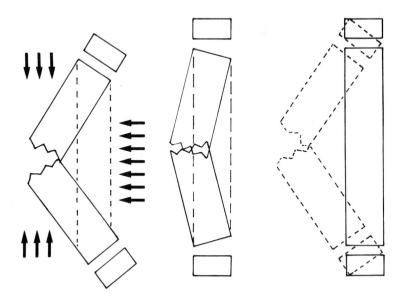

**Abb. 3.** Funktioneller Korrekturmechanismus der Diaphyse. Parallel zur Aufrichtung der Epiphyse erfolgt durch Anbau auf der Konkavseite und Abbau auf der Konvexseite das Remodellieren der Diaphyse auf die ursprüngliche Form. (Näheres s. Text)

beider Systeme aneinander gekoppelt sind, ist noch nicht sicher geklärt. Karaharju [99] sieht aufgrund seiner Experimente einen engen Zusammenhang zwischen Epiphyse und Periost und schreibt der Epiphyse auch bei Fehlstellungen im mittleren Schaftbereich etwa die Hälfte der stattgefundenen Korrektur zu.

Aufgrund der Ergebnisse vorläufiger, aber noch nicht abgeschlossener eigener experimenteller Untersuchungen können wir dies bestätigen [124]. Aus klinischer Sicht stellt sich die Frage, ob Korrekturen rein periostal im jugendlichen Alter bei schon geschlossenen Fugen noch möglich sind oder ob jede periostale Korrekturfähigkeit mit Verschluß der Epiphysenfuge sistiert. So war experimentell die Frage zu klären, wieviele Korrekturanteile dem Periost zuzuschreiben sind, und inwieweit eine Kopplung zwischen epiphysären und periostalen Korrekturvorgängen vorhanden ist. Wir hatten zu diesem Zweck als Versuchstier den Hasen gewählt und bei 3-Monate-alten und halbjährigen Hasen eine Tibiaosteotomie vorgenommen. Wir ließen die Tibia in einer standardisierten Fehlstellung von 30° ausheilen. Im Gegensatz zu Karaharju entfernten wir die Platte schon bei Konsolidation, d.h. nach durchschnittlich 4 Wochen. Dabei bildeten wir pro Altersgruppe 4 verschiedene Versuchsgruppen: Eine Kontrollgruppe, bei der lediglich die Osteotomie durchgeführt wurde und die Fehlstellung fixiert wurde. Bei einer 2. Gruppe wurde zusätzlich zur Osteotomie das Periost zirkulär im Bereich der Platte entfernt. Bei einer 3. Gruppe wurde das Periost intakt gelassen, jedoch die peripheren Epiphysenfugen zerstört. Bei einer 4. Gruppe wurde sowohl das Periost reseziert als auch die Epiphysenfuge zerstört. Schon bald mußten die halbjährigen Hasen von der weiteren Untersuchung ausgeschlossen werden, da sich bei allen Periostresektionen und bei den Periostresektionen und Epiphysenverödungen Pseudarthrosen mit zunehmenden Fehlstellungen einstellten.

Auch bei einem Großteil der 3-Monate-alten Hasen mit gleichzeitiger Fugenverödung und Periostresektion kam es zur zumindest passageren Pseudarthrosenbildung mit zunehmender Fehlstellung, so daß diese Gruppe ebenfalls nicht ausgewertet werden konnte. Die Hasen der auswertbaren Gruppen wurden nach Wachstumsabschluß im Alter von etwa 10–12 Monaten getötet, der verbliebene Achsenfehler im Vergleich zu der unbeteiligten Gegenseite gemessen. Dabei zeigte sich, daß es zu einer nahezu vollständigen Korrektur der primären Fehlstellung nur in der Kontrollgruppe mit erhaltenem Periost und erhaltenen Fugen gekommen war. Bei den beiden anderen Gruppen (reseziertes Periost und intakte Fuge und verödete Fuge bei intaktem Periost) kam es jeweils nur zur Diminuierung der ursprünglichen Fehlstellung auf die Hälfte des Ausmaßes. Aufgrund dieser vorläufigen Ergebnisse sind auch wir der Ansicht, daß es eine Kopplung zwischen epiphysären und periostalen Korrekturkräften gibt. Welche Faktoren jedoch eine derartige Kopplung bedingen, ob humoral, funktionell oder statisch, ist damit noch nicht geklärt. Dem soll durch weitere Untersuchungen nachgegangen werden.

# III. Klinik der traumatischen Läsionsmöglichkeiten und deren Folgen, Spontankorrekturen von Fehlstellungen (Literaturübersicht)

## Epi-metaphysärer Bereich

### Verletzungsformen

Die Verletzungsmöglichkeiten in diesem Bereich sind zahlreich und werden von den einzelnen Autoren nach den verschiedensten Aspekten eingeordnet. Da als häufigste Lokalisation die distale Tibia angegeben wird, konzentrieren sich viele der Einteilungen der epimetaphysären Verletzungen ausschließlich auf diesen Bereich. Die meisten Autoren jedoch richten ihre Klassifizierung nach einer der möglichen posttraumatischen Wachstumsstörungen aus [2, 136, 145, 173, 179, 188, 205, 234], nur wenige nach dem Unfallmechanismus [45, 131, 141, 216, 236] (Abb. 4). Im folgenden seien die wichtigsten Verletzungsformen aufgeführt.

### *Meta- und epiphysärer Bandausriß*

Gelenkseitenbänder können sowohl im Bereich der Metaphyse als auch der Epiphyse inserieren. Dabei bieten epiphysäre Ausrisse, wie z.B. der fibulotalare Bandapparat aus der distalen Fibulaepiphyse, neben der Instabilität keine weiteren Probleme. Metaphysäre Ausrisse, wie z.B. des medialen und lateralen Seitenbands am Knie und der vorderen Syndesmose zwischen Fibula und Tibia können zusätzliche Wachstumsprobleme verursachen. Durch den, im Kindes- und Jugendalter meist knöchernen periostalen oder chondralen Ausriß des Bands, kann es zur Läsion des Perichondriums, des Periosts oder auch der epiphysären Gefäße kommen. Daraus kann eine randständige knöcherne Brückenbildung zwischen Epi- und Metaphyse resultieren. Eine derartige Brücke kann, wie schon erwähnt, zum zunehmenden Fehlwachstum mit Fehlstellung des Gelenks führen [141, 234].

### *Epiphysenlockerungen und -lösungen, mit und ohne zusätzliche metaphysäre Beteiligung*

Die mechanisch schwächste Stelle der Fuge ist aufgrund der verminderten Interterritorialmatrix zugunsten der blasig vergrößerten Knorpelzellen im metaphysären Anteil der Wachstumsfuge zu suchen (Blasenknorpelschicht). In der Präpubertät kommt es unter hormonellen Einflüssen v.a. bei Knaben [144] zur zusätzlichen Auflockerung dieses Bereichs, so daß dadurch eine zusätzliche mechanische Gefährdung der Epiphysenfuge während dieser Wachstumsphase besteht. Zug-, Scher- und Biegungskräfte führen zu einer mehr oder weniger ausgeprägten Dislokation der Epiphyse, mit oder ohne zusätzlichen metaphysären Keil.

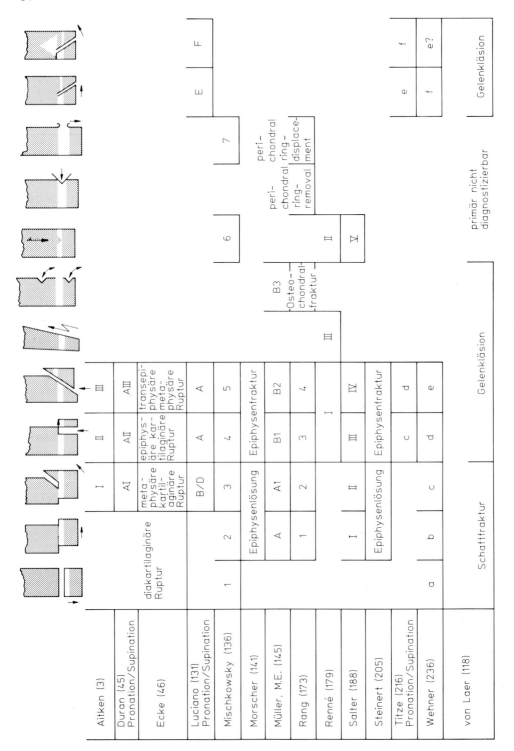

**Abb. 4.** Einteilungen der Epiphysenfugen

Die eigentliche epiphysäre Fugenschicht (Stratum germinativum und Pallisadenknorpel) verbleibt in der Regel unversehrt an der Epiphyse haften. Damit ist auch grundsätzlich nur das metaphysäre, nicht aber das epiphysäre Gefäßsystem alteriert. Die Läsion des metaphysären Systems führt zu einer passageren Störung der Mineralisation mit Verbreiterung der Fuge. Aufgrund der guten metaphysären Gefäßversorgung kommt es jedoch schnell wieder zur Normalisierung des Mineralisationsvorgangs. Daher werden in der Literatur grundsätzlich nach derartigen Verletzungen keine Wachstumsstörungen erwartet [5, 45, 47, 80, 131, 136, 139–141, 145, 152, 154, 173, 179, 188, 201, 205, 231, 232, 233, 234, 237], hauptsächlich auch deshalb, da man von der Voraussetzung ausgeht, daß epi- und metaphysäres Gefäßsystem voneinander unabhängig seien. Für die in der Literatur vereinzelt nach Epiphysenlösungen angegebenen Wachstumsstörungen im Sinne eines vorzeitigen partiellen oder totalen Fugenverschlusses wird meist keine Ursache angegeben, sondern es werden Durchblutungsstörungen oder persistierende Fehlstellungen angenommen [26, 104, 130, 149, 168]. Eine spezielle Situation ist am Femurkopf und am Radiusköpfchen vorhanden. An beiden Stellen erfolgt die Gefäßversorgung der Epiphyse durch periostale Gefäße, die durch ein Trauma auch außerhalb der Epiphyse lädiert werden können. Im schlimmsten Fall kann dies zum Untergang des gesamten Wachstumsknorpels mit vorzeitigem totalem Fugenverschluß führen [122, 140, 171, 188].

Läsionen des perichondralen Gefäßsystems sowie des Perichondriums selbst sind rein theoretisch im Rahmen der Epiphysenlösungen und -lockerungen vorstellbar. Da jedoch bei den Epiphysenlösungen lediglich die Grenzzone zwischen Perichondrium und Periost lädiert ist, wird i. allg. keine wesentliche Störung der perichondralen Funktion erwartet [211, 234].

Wenn auch keine wesentliche Schädigung der meta- und epiphysären Gefäßversorgung im Rahmen der Lösung und Lockerung nach einem Trauma vorzuliegen scheint, so kommt es jedoch grundsätzlich zu einer Irritation beider Systeme: Durch die Reparationskräfte der abheilenden Fraktur kommt es zur Mehrdurchblutung des gesamten epi-metaphysären Bereichs mit Steigerung der Funktion der Wachstumszone. Da jedoch die Lösungen meist im präpubertären Alter erfolgen [143, 154], kommt es infolge posttraumatischer Hyperämie zum schnelleren Fugenverschluß auf der Seite der Lösung. Dies führt zu keiner wesentlichen Alteration der Beinlänge [4, 234].

*Läsionen des perichondralen Rings*

Bei direkten Verletzungen (nach Schleiftraumata wie Fahrradspeichenverletzungen) des Perichondriums selbst, kann es zu Störungen des Dickenwachstums des Fugenknorpels kommen. Viel schwerwiegender jedoch ist bei derartigen Läsionen der Verlust der grenzerhaltenden Funktion des Perichondriums zum Periost, so daß die Periostbildung auf das Areal der Fuge übergreifen kann und hier, ähnlich wie bei den metaphysären Bandausrissen, zu einer, die Fuge überbrückenden, randständigen Fugenbrücke führen kann [172, 173].

*Epiphysenfrakturen*

Durch vertikale Scher- und Stauchungskräfte kann es zur epiphysenfugenkreuzenden Gelenkfraktur mit und ohne zusätzliche metaphysäre Beteiligung kommen. Für diese Verletzungen wird v.a. die Gefahr der problematischsten Wachstumsstörung, des partiellen vorzeitigen Fugenverschlusses, gesehen. Praktisch alle Autoren erwarten nach derartigen fugenkreuzenden Frakturen eine epi-metaphysäre Brückenbildung mit konsekutivem Fehlwachstum [2, 6, 47, 136, 141, 142, 144, 145, 154, 205, 234, 236].

Dabei sind 2 Läsionsformen zu unterscheiden:
1. Eine rein epiphysäre Fraktur. Hier verläuft der Frakturspalt in der Blasenknorpelschicht nach außen.
2. Eine epi-metaphysäre Form. Hierbei kreuzt der Frakturspalt ebenfalls die gesamte Fuge und setzt sich dann im direkten Verlauf in der Metaphyse fort. Nur wenige Autoren, v.a. im anglo-amerikanischen Sprachgebiet, geben der rein epiphysären Form eine ähnlich gute Prognose wie den Lösungen [171, 179, 188, 201]. Die epi-metaphysäre Brückenbildung als „Ausheilungsbrücke" [114] wird von allen Autoren als obligat angesehen.

*Crushverletzung*

Kommt es trotz adäquater Therapie oder ohne primär radiologisch sichtbare Fraktur zu einer epi-metaphysären Brückenbildung, so wird dies i. allg. auf eine Quetschverletzung des Wachstumsknorpels zurückgeführt [188]. Man nimmt an, daß die axiale Quetschung zum Untergang eines Teils des Wachstumsknorpels führt. Die so entstandene Nekrose der epiphysären Knorpelschicht wird dann knöchern ersetzt und hemmt an dieser Stelle als knöcherne Spange das weitere Wachstum. Salter führte erstmalig in seinem Klassifikationsschema diese Verletzungsart auf. Nur wenige Autoren haben dies in ihren Einteilungen übernommen, da dieser Schaden als solcher primär nicht diagnostizierbar ist [136, 179]. Nur selten wird an der klinischen Bedeutung einer solchen Crushverletzung gezweifelt [64, 240].

*Sogenannte Übergangsfrakturen bei beginnendem physiologischem Fugenschluß*

Diese eigenartigen Frakturen sind ausschließlich im Übergangsalter vom Jugendlichen zum Erwachsenen zu finden, wenn der physiologische Fugenschluß schon begonnen hat. Dieser beginnt nicht im Bereich der gesamten Epiphyse gleichzeitig, sondern meist exzentrisch, so z.B. an der distalen Tibia (der häufigsten Lokalisation der Übergangsfraktur) immer im Bereich des medialen Malleolus vorne. Die Ursache für diesen exzentrischen Beginn ist nicht vollständig geklärt. Nach unserer Ansicht [116] handelt es sich bei den Übergangsfrakturen um Verletzungen nach Scher- und Biegungsmechanismen, die üblicherweise zu einer Epiphysenlösung führen müßten. Da jedoch ein Teil der Fuge schon mineralisiert ist, bricht sich die Epiphysenlösung an diesem Pfeiler des schon mineralisierten Blasenknorpels und wird in das Gelenk abgeleitet. Dadurch ist auch das Ausmaß und die Form des oft zusätzlichen metaphysären Keils erklärt, der den metaphysären Läsionen bei den Epiphysenlösungen entspricht. So unterscheiden wir zwischen den im englischen Sprachgebrauch genannten „two-plane-fractures", wenn es sich um eine reine Lösung mit Frakturen der Epiphyse handelt und den „three-plane-fractures", wenn ein zusätzlicher metaphysärer Keil vorliegt.

Der physiologische Fugenverschluß der distalen Tibia verläuft von medial vorn nach dorsal hinten lateral, wobei der vordere laterale Quadrant der Fuge zuletzt verknöchert. Je nach Reifezustand der Fuge kann demnach der Frakturspalt im Bereich des medialen Malleolus, d.h. ganz medial oder ganz lateral im Sinne eines Ausrisses der vorderen Syndesmose liegen. Da der Wachstumsabschluß bei diesen Frakturformen schon eingesetzt hat, ist im weiteren Verlauf keine Wachstumsstörung mehr zu befürchten [31, 41, 104, 137, 170, 215].

## Mögliche Verletzungsfolgen des epi-metaphysären Bereichs

Zusammenfassend kann nach Angaben der Literatur eine klinisch relevante stimulative Störung der Fuge nach Verletzungen des meta-epiphysären Bereichs ausgeschlossen werden. Gefürchtet wird ausschließlich, v.a. nach fugenkreuzenden Frakturen (des Typs Salter III und IV) sowie nach axialen Quetschverletzungen, dem „crush" (Typ Salter V), der partielle Fugenverschluß mit konsekutivem Fehlwachstum des Gelenks.

Der totale vorzeitige Fugenverschluß wird selten angegeben und meist nur nach offenen Verletzungen mit völliger Zerstörung der ernährenden Gefäße, selten auch nach offenen Repositionen von Epiphysenlösungen erwartet oder nach späten Repositionsversuchen in der Nähe der Epiphysen [14, 25, 47, 95, 143, 200, 210]. Nur vereinzelt wird der totale vorzeitige Verschluß nach geschlossener Reposition ohne jegliche traumatische Auffälligkeit bei Unfall und im Verlauf geschildert [26, 130]. Außer für Frakturen des Schenkel- und Radiushalses – wegen der besonderen Ernährungssituation von Femur und Radiuskopf [34, 35, 139, 171, 184] – sei der vorzeitige totale Fugenverschluß nicht voraussehbar.

## Primäre Therapie der Verletzungen im epi-metaphysären Bereich

Die vorgeschlagene primäre Therapie hat vorrangig zum Ziel, die mögliche spätere Wachstumsstörung primär zu vermeiden. Dazu wird empfohlen, alle Verletzungen, die die Gefahr der Wachstumsstörung im Sinne des partiellen vorzeitigen Fugenschlusses in sich bergen (Salter III und IV), zu operieren und, wenn möglich, mit einer „wasserdichten" Kompressionsosteosynthese zu versorgen [5, 22, 111, 136, 139–141, 145, 154, 163, 167, 173, 179, 188, 200, 201, 203, 205, 211, 231, 234, 236, 237]. Man geht von der Voraussetzung aus, daß durch die primär schonende offene anatomische Reposition und die anschließende Osteosynthese die Wachstumsstörung und deren Vermeiden primär-therapeutisch möglich ist und zuverlässig erreicht werden kann. Als Grundsatz gilt es dabei, die Schraube (seltener auch die Kirschner-Drähte) immer parallel zur Fuge einzubringen, um eine zusätzliche intraoperative Schädigung des Stratum germinativum zu vermeiden. Nur am Ellbogen wird nach fugenkreuzenden Frakturen meist auf die Schraubenosteosynthese und damit auf die Kompression verzichtet, da das metaphysäre Fragment zu klein und das epiphysäre oft noch nicht knöchern angelegt sei.

Die anatomisch exakte Reposition und Retention dieser Stellung wird immer wieder als wichtigster prognostischer Faktor zur Vermeidung einer Wachstumsstörung angegeben.

Während man sich am wachsenden Skelett über die möglichen Konsequenzen einer fugenkreuzenden Fraktur grundsätzlich einig ist, herrscht über die Folgen von fugenkreuzenden Frakturen im radialen Ellbogenbereich eher Uneinigkeit. Hier sprechen sich einige Autoren ebenfalls für den vorzeitigen Fugenschluß aus [8, 9, 14, 226]. Andere wiederum vermuten eine partielle Fugenstimulation als Folge der Fraktur oder einen partiellen Verschluß auf der Gegenseite im ulnaren Bereich [14, 83, 243].

Wachstumsstörungen nach Epiphysenlösungen werden nur selten geschildert. Wenn, dann werden neben forcierenden Repositionsmanövern mit folgendem Crush u.a. auch mögliche Gefäßläsionen dafür verantwortlich gemacht [95, 139, 149].

# Diaphysärer Bereich

## Posttraumatische Probleme: Verlängerung, Fehlstellungen, Spontankorrektur

### Posttraumatische Verlängerung

Wie von Goff [61] und Trueta [217, 218] nachgewiesen wurde, ist nach jeder meta- und diaphysären Fraktur im Wachstumsalter eine Hyperämie der die Fraktur umgebenden Fugen zu erwarten. Diese führt zu einer Funktionssteigerung der Fugen und damit zu einer mehr oder weniger ausgeprägten Verlängerung des betroffenen Skelettabschnitts. Da dies an den unteren Extremitäten eine erhebliche Rolle aufgrund der WS- und Hüftstatik spielen kann, wird das Augenmerk in der Literatur vorwiegend auf die posttraumatischen Verlängerungen der unteren Extremitäten gelenkt. Für Oberschenkelschaftfrakturen wird durchschnittlich eine Verlängerung von 1–1 1/2 cm angenommen, für den Unterschenkel eine Verlängerung von 1/2–1 cm [1, 7, 13, 14, 47, 51, 52, 56, 88, 102, 108, 135, 144, 146, 151, 155, 172, 192, 193, 202, 224]. Längendifferenzen am Arm fallen klinisch nicht wesentlich ins Gewicht. Deren Messungen erfolgen deshalb meist nur aus wissenschaftlichen Gründen [56].

Als Faktoren, die das Mehrwachstum beeinflussen können, wird das Alter des Patienten genannt, die Lokalisation der Fraktur (ob epiphysennah oder -fern), die Dauer der Heilungsvorgänge, Manipulation am Fixationskallus, vermehrte Kallusbildung und die Händigkeit [11, 13, 14, 32, 47, 52, 55, 86, 88, 109, 135, 182, 189, 202].

Die meisten Autoren vertreten die Ansicht, daß die Verlängerung nur den von der Fraktur betroffenen Skelettabschnitt betrifft, andere vermuten aufgrund ihrer Untersuchungen eine Beteiligung des gesamten Glieds [56, 202].

Die Fugen sind am Längenwachstum der einzelnen Knochen unterschiedlich beteiligt [4, 40, 61, 63, 144, 175] (Abb. 5a, b). So meinen einige Autoren, daß das Ausmaß der Verlängerung desto größer ist, je näher sie einer hochprozentig wachsenden Fuge liegt [52]. Die meisten Autoren können dies nicht bestätigen [14, 56].

Manche Autoren vermuten, daß jüngere Kinder grundsätzlich einen größeren posttraumatischen Längenzuwachs aufweisen als ältere [23, 52].

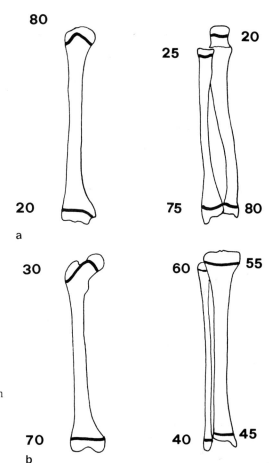

**Abb. 5a, b.** Wachstumsanteil der einzelnen Fugen am Längenwachstum des zugehörigen Skelettabschnitts. An den oberen Extremitäten ist der Wachstumsanteil der einzelnen Fugen exzentrischer verteilt (**a**) als an den unteren Extremitäten (**b**)

In der Literatur zeigt sich sowohl innerhalb der einzelnen Arbeiten als auch im Vergleich der einzelnen Arbeiten zueinander, daß bei der prognostischen Beurteilung der posttraumatischen Beinverlängerung meist jeweils nur ein Gesichtspunkt berücksichtig wird, ohne gleichzeitig die übrigen in der Literatur angegebenen Punkte mit in die Untersuchung einzubeziehen [135]. Zugegebenerweise würden die statistischen Einzelgruppen dann zu klein werden, um noch eine Aussage zuzulassen. Bei der Beurteilung der Literatur ist dieser Aspekt jedoch zu berücksichtigen und die Aussagen auch statistisch fundierter Arbeiten nur unter Vorbehalt zu bewerten.

Autoren, die sich v.a. für eine Abhängigkeit der posttraumatischen Verlängerung zu den Umbauvorgängen aussprechen, nehmen an, daß die Dauer dieses Verlängerungsvorgangs bis zu 2–3 Jahren nach Trauma anhält [12, 27, 55, 61, 66, 76, 151, 230].

Über das weitere Schicksal der posttraumatischen Verlängerung kann aufgrund der Literatur keine Aussage gemacht werden. Müller u. Ganz [146] nehmen eine gezielte Korrektur der posttraumatischen Verlängerung im weiteren Wachstum an, aber auch sie haben, wie alle anderen Autoren, keine longitudinalen Verlaufsstudien als Grundlage dieser Behauptung aufzuweisen. Außer den Experimenten Hanssons [73–75] an Hasen und Ratten, existieren keine longitudinalen Verlaufsstudien über das posttraumatische Längenwachstum in der Literatur.

Exzentrische Verlängerungen nach partiellen Stimulationen der Fuge werden in der Literatur ganz vereinzelt am Ellbogen (s. oben), sonst praktisch nur nach proximalen metaphysären Tibiafrakturen angegeben [71, 91, 103, 104, 181, 212, 235]. Als primäre Ursache, da es sich ja hier nur um eine fugennahe Fraktur handelt, wird der unterbrochene Zug des Pes anserinus [101a, 103, 235], eingeschlagenes Periost [235], unzureichende Reposition einer primären Fehlstellung [164, 187], die sperrende Fibula [142, 212] und eine partielle Crushverletzung der nahegelegenen Fuge angegeben [145].

## Posttraumatische Achsenfehlstellungen und deren Spontankorrektur

Experimentelle [98] und systematische klinische Arbeiten [26, 51, 59, 109], die das Phänomen der Spontankorrektur verbliebener Fehlstellungen, deren Zuverlässigkeit und deren Grenzen dokumentieren könnten, sind selten. Grundsätzlich erfolgen derartige klinische Untersuchungen weniger mit dem Ziel, mögliche Korrekturen primär-therapeutisch auszunützen, sondern eher, um den Patienten vor einem allzu voreiligen Zweiteingriff zu bewahren. Damit besteht für alle Autoren das Ziel der Therapie prinzipiell darin, jede Fehlstellung primär zu beseitigen. Nur wenn, um dieses Ziel zu erreichen, die Indikation zur Operation gestellt werden muß, erfolgt das Abwägen der Risiken einer operativen Behandlung gegenüber der Zuverlässigkeit einer möglichen Spontankorrektur. Aus diesen Gründen ist die Anzahl der Patienten, deren Fraktur in Fehlstellung verheilten, pro Klinik immer sehr klein. Dies bringt, ähnlich wie bei den posttraumatischen Verlängerungen, den Nachteil mit sich, daß die die Prognose dieser Korrekturen beeinflussenden Faktoren statistisch nur unvollkommen auf ihre Signifikanz geprüft werden können. Das fehlende primärtherapeutische Interesse erklärt auch die eher pauschal gehaltenen Angaben in der Literatur. Die tolerierbaren Winkelangaben werden eher an der unteren möglichen Grenze, manchmal sogar im Meßfehlerbereich angegeben.

Unter den prognostischen Faktoren wird einstimmig an erster Stelle das Alter des Patienten genannt: Je mehr Wachstumserwartung, d.h. je jünger der Patient, desto größer das Ausmaß der Korrektur. Als Altersgrenze wird das 10.–12. Lebensjahr angegeben [5, 11, 19, 22, 32, 37–39, 52, 87, 109, 129, 147, 158, 173, 175, 186, 189, 220, 236].

Weiterhin wird der oberen Extremität eine grundsätzlich bessere Prognose eingeräumt als der unteren [189], die zusätzlich von der Funktion der umgebenden Gelenke [19, 32, 109, 173, 186] und vom Ausmaß der Fehlstellung [109, 129, 178, 220] abhängig gemacht wird.

Einige Autoren führen die Lokalisation der Fraktur als prognostischen Faktor an und geben Fehlstellungen in der Nähe hochprozentig wachsender Fugen eine bessere Prognose als in der Nähe niedrigprozentig wachsender Fugen [22, 52, 109, 186].

Nicht zuletzt spielt die Art der Fehlstellung eine große Rolle. So wird der Seit-zu-Seit-Verschiebung bis zur vollen Schaftbreite und darüber praktisch ohne Alters- und sonstige Abhängigkeit in allen Fällen eine ausgezeichnete Prognose zugebilligt [14, 59, 105, 109, 146, 147, 157, 175, 186, 189, 220]. Praktisch alle Autoren sind sich einig, daß sich Verkürzungsfehlstellungen im weiteren Verlauf zumindest bis zum 12. Lebensjahr vollständig korrigieren, ja sich sogar teilweise überkorrigieren. Den Achsenknicken in der Frontal- und Sagittalebene wird eine ganz unterschiedliche Prognose eingeräumt. Dabei wird den Fehlstellungen in der Sagittalebene, wenn sie in der Nähe eines Scharniergelenks liegen, i. allg. eine gute Prognose zugebilligt, von diesen Fehlstellungen wieder der Rekurvation eine bessere als der Antekurvation [19, 86, 158, 175, 180, 220].

Der Varus und Valgus werde gar nicht korrigiert [173]; andere Autoren geben dem Varus wiederum eine bessere Prognose als dem Valgus und auch umgekehrt. Dabei schwankt das Ausmaß der angenommenen Varus-Valgus-Korrektur, v.a. an den unteren Extremitäten, zwischen 10 und 30° [19, 37, 86, 158, 175, 180, 220, 232 u.a.].

Von allen Autoren wird dem Drehfehler eine Spontankorrektur im weiteren Wachstum rigoros abgesprochen [14, 37, 39, 47, 86, 109, 146, 147, 158, 172, 173, 175, 189, 213, 232, 234, 238].

Den eher pauschal gehaltenen Angaben über die Korrekturmechanismen i. allg. stehen die Angaben an den einzelnen Skelettabschnitten etwas differenzierter gegenüber.

*Humerus: subkapital und Schaft*
Vor allem im subkapitalen Bereich werden in Einzelfällen oft erstaunliche Korrekturen von Verkürzungen, Seitverschiebungen und Achsenfehlern in der Frontal- und Sagittalebene geschildert, die ohne wesentliche Deformierungen ausheilen würden [132, 150, 198]. Ansorg [5], Blount [14] und Reisig [176, 177] nützen die erhebliche Korrekturfähigkeit an dieser Stelle primär-therapeutisch aus und lassen bis zum Alter von 12 Jahren Fehlstellungen bis zu 30° [5, 14] und bis zu 45° [177] bestehen. Budig [26] spricht für alle Achsenfehler in allen Altersgruppen eine gute Prognose aus. Er räumt wohl eine Altersabhängigkeit ein und stellt fest, daß sich grobe Fehlstellungen um das 14.–15. Lebensjahr nicht mehr vollständig spontan korrigieren; jedoch macht er die Beobachtung, daß alle Fehlstellungen, auch im jugendlichen Alter, noch aus dem Bereich der Schulter herauswachsen und somit funktionell nicht mehr stören. Der kosmetische Effekt im Schaftbereich sei stets unerheblich.

Rang [172] sowie Renné u. Weller [180] halten Fehlstellungen im subkapitalen und mittleren Schaftbereich nur eine Spontankorrektur bis zu 20° zugute.

*Ellbogen und Radiusköpfchen*
Für den Ellbogen wird i. allg. angenommen, daß sich posttraumatische Fehlstellungen in der Frontalebene, v.a. der Cubitus varus, im weiteren Wachstum nicht mehr korrigieren werden [14, 47, 172, 189]. Obwohl die Antekurvationsfehlstellungen in diesem Bereich in der Funktionsebene des Ellbogens liegen und sonst einer derartigen Fehlstellung immer eine gute Prognose eingeräumt wird, zweifeln viele Autoren an einer Spontankorrektur [15, 133, 174, 179]. Manche halten eine teilweise Korrektur der Antekurvation für möglich [3, 16, 42, 44, 48, 62, 85, 101, 134].

Besondere Beachtung verdient das Radiusköpfchen. Die Angaben über Korrekturen in diesem Bereich schwanken ganz besonders stark. So messen Sasse u. Ellerbrock [189], ähnlich wie Wirth u. Keyl [241], einer Korrektur in diesem Bereich überhaupt Seltenheitswert bei; manche sehen die Toleranzgrenze zwischen 10 und 20° [47, 98, 156, 172, 180, 221]. Andere wiederum halten Korrekturen bis zu 30° Abkippung für zuverlässig [44, 78, 97, 107, 185, 243] und kalkulieren sie mehr oder weniger primär-therapeutisch ein. Nur vereinzelt werden Fälle geschildert, die Korrekturen bis zu 60° zeigen [67].

*Vorderarm*

Im Gegensatz zu den Korrekturmöglichkeiten im Bereich des Radiusköpfchens wird dem proximalen wie auch dem mittleren Unterarmdrittel praktisch jede oder zumindest eine stark verminderte Spontankorrekturfähigkeit abgesprochen [14, 25, 47, 59, 81, 87, 172, 191, 206]. Hingegen sind sich alle Autoren über die gute Korrekturfähigkeit im distalen Drittel einig. Die Toleranzgrenze hier wird z.T. bei 20$^O$ gesehen [25, 47, 180], z.T. bei 30$^O$ [87, 178, 89]. Manche Autoren sehen unter 10 Jahren Korrekturen bis zu 40–45$^O$ [87, 106, 172, 206, 213] und Korrekturen jenseits des 10. Lebensjahrs bis zu 30$^O$ als zuverlässig an [206]. Primär werden Fehlstellungen am distalen Vorderarm nicht belassen. Grundsätzlich vertreten alle Autoren die Ansicht, daß, je jünger der Patient und je distaler die Fraktur, desto besser die Korrekturprognose sei.

*Finger*

Für Fehlstellungen nach Fingerfrakturen werden i. allg. keine Spontankorrekturen erwartet [14, 47, 172, 180]. Nur Segmüller u. Schönenberger [197] sprechen sich für erhebliche mögliche Korrekturen aus, ohne deren Ausmaß und deren Begrenzung anzugeben.

*Femur*

Die Spontankorrektur einer Fehlstellung im proximalen Femurbereich, v.a. in der Sagittalebene, scheint nicht möglich zu sein und wird von den meisten Autoren negiert [14, 47, 65, 102, 146, 172, 189, 213]. Für das mittlere und distale Drittel werden unterschiedliche Angaben gemacht. Die Seitverschiebung und -verkürzung wird von allen Autoren altersunabhängig für belanglos und meistens für sinnvoll angesehen, um die spätere Verlängerung zu vermeiden. Müller u. Ganz [146] empfehlen sogar, bei Osteosynthesen jenseits des 12. Lebensjahrs gleichzeitig eine Verkürzung an beiden Frakturenden vorzunehmen. Nur wenige Autoren äußern Zweifel an der prophylaktischen Verkürzung [52, 55, 86]. Der Rekurvation, v.a. kniegelenksnah, wird i. allg. eine bessere Prognose gegeben als der Antekurvation [47, 79, 189, 223]. Der Korrektur des Valgus und Varus wird grundsätzlich eine schlechtere Prognose dediziert, wobei auch hier die Angaben über das mögliche Korrekturausmaß zwischen 10 und 30$^O$ schwanken [14, 38, 47, 79, 146, 189]. Viljanto [223] gibt dabei der Valgusfehlstellung die bessere Prognose als der Varusfehlstellung. Daum [38] gibt die umgekehrte Prognose an.

*Unterschenkel*

Für den Unterschenkel werden die Toleranzgrenzen noch enger gesteckt als für den Oberschenkel. Auch hier wird mit einer guten Korrektur der Seit-zu-Seit-Verschiebung in allen Fällen gerechnet, und die Verkürzungsfehlstellung — geringer als am Oberschenkel — wird ebenfalls in den meisten Fällen empfohlen. Auch hier wird Achsenknicken in der Sagittalebene (als der Bewegungsebene) eine bessere Prognose zugebilligt als den Fehlern in der Frontalebene. Für letztere werden z.T. überhaupt keine oder nur Korrekturen bis zu 10$^O$ erwartet [11, 14, 47, 51, 52, 146, 172, 189]. Nur Tischer [213] beläßt Fehlstellungen in allen Ebenen bis zu 20$^O$ bei Kindern jünger als 10 Jahre. Kubat et al. [109] sehen für die untere Extremität eine Varuskorrektur bis zu 25$^O$, eine Valguskorrektur bis zu 10$^O$. Er nimmt hingegen für die Re- und Antekurvation nur eine Korrektur von je 5$^O$ an.

Für den Rotationsfehler, auch im Bereich der unteren Extremitäten, wird, wie schon erwähnt, keinerlei Korrektur erwartet. Primär-therapeutisch wird keine der möglichen Spontankorrekturen an den unteren Extremitäten ausgenützt.

### Primäre Therapie der Frakturen im Schaftbereich

Die primäre Therapie von meta- und diaphysären Frakturen hat zweierlei Ziele: Zum einen soll die posttraumatische Verlängerung prophylaktisch behandelt werden. Zum andern sollen wegen der Gefahr der sekundären Gelenkschäden und primärer Funktionsbehinderungen primäre Fehlstellungen beseitigt werden.

Um die spätere posttraumatische Verlängerung des frakturierten Skelettabschnitts zu verhindern, wird praktisch von allen Autoren die primäre prophylaktische Verkürzungsfehlstellung gefordert. Blount führt dies konsequent an den oberen und unteren Extremitäten durch, die meisten der übrigen Autoren beschränken sich jedoch auf die unteren Extremitäten. Dabei wird entsprechend dem späteren Verlängerungsausmaß am Oberschenkel eine Verkürzung zwischen 1–3 cm, für den Unterschenkel bis zu 1 cm empfohlen [7, 13, 14, 23, 47, 88, 108, 135, 144, 146, 148, 151, 155, 172, 192, 202, 224]. Die begleitende Seit-zu-Seit-Verschiebung wird allgemein als harmlos betrachtet. Nur wenige Autoren lassen an diesem Vorgehen Zweifel erkennen [52, 55]. Außer Neurath u. van Lessen [155] hatte bisher kein Autor versucht, den Effekt dieser Maßnahme nachzuweisen.

Schon König hatte erkannt, daß persistierende Fehlstellungen erhebliche Schäden an den benachbarten Gelenken verursachen können. Für das Wachstumsalter ist nicht exakt bekannt, welche Fehlstellung und welches Fehlstellungsausmaß tatsächlich eine derartige „präarthrotische Deformität" darstellt. So wird grundsätzlich als Ziel der Therapie gefordert, alle Fehlstellungen primär zu beseitigen. Nur wenige Autoren beziehen ein gewisses Korrekturausmaß, v.a. am proximalen Humerus und Radius sowie am distalen Vorderarm, mit in ihre primäre Therapie ein [5, 14, 25, 44, 47, 59, 78, 106, 156, 172, 206 u.a.]. Dabei schwanken jedoch die als zuverlässig angesehenen Toleranzgrenzen von Autor zu Autor erheblich. An den unteren Extremitäten wird zumeist eine Fehlstellungskorrektur als unzuverlässig angesehen. Besondere Aufmerksamkeit wird hauptsächlich am Oberschenkel dem Rotationsfehler gewidmet, da er, im Gegensatz zum Unterschenkel, hier klinisch nicht beurteilbar ist. Alle Autoren, die sich mit der Behandlung von Oberschenkelfrakturen im Wachstumsalter beschäftigen, machen eindringlich darauf aufmerksam, daß ein Rotationsfehler – als präarthrotische Deformität – unbedingt primär beseitigt werden muß. Maßnahmen, um dies auf konservativem Weg zu erreichen, wurden bisher nur von Weber [239] angegeben. Deren therapeutischer Effekt wurde nur selten überprüft [23, 192]. Nur vereinzelt wird wegen des Rotationsfehlers und seiner mangelhaften konservativen Beeinflußbarkeit die primäre operative Behandlung kindlicher Oberschenkelschaftfrakturen gefordert [214].

Operative Maßnahmen an den oberen und unteren Extremitäten werden praktisch immer nur dann empfohlen, wenn sich nach primär konservativer Behandlung die Fraktur nicht in einen tolerablen Rahmen stellen ließ. Dabei ist, wie schon erwähnt, dieser Toleranzrahmen primärer und persistierender Fehlstellungen außerordentlich autorenabhängig. Das Ausnutzen von Fehlstellungskorrekturen wird i. allg. nur empfohlen, wenn zu erwarten ist, daß durch eine sekundäre Therapie u.U. mehr Schaden als Nutzen angerichtet werden kann [14, 25, 26, 47]. Grundsätzlich wird also für alle meta- und diaphysären Frakturen angesichts der schnellen Konsolidation im Wachstumsalter die konservative Behandlung empfohlen und der operativen Therapie nur sekundär das Wort gesprochen.

# IV. Eigene Beobachtungen

## Wachstumsstörungen und deren primär-therapeutische Beeinflußbarkeit

### Stimulation der Epiphysenfugenfunktion

Nach jeder Fraktur im Wachstumsalter, gleich welcher Lokalisation, kommt es zu einer vermehrten Durchblutung der die Fraktur umgebenden Epiphysenfugen. Dadurch wird die Funktion der Epiphysenfuge zumindest primär gesteigert. Nach Hanssons experimentellen Untersuchungen [73–75] ist im Anschluß an diese Steigerung ein Reboundeffekt zu erwarten, der zumindest eine Ruhepause, wenn nicht eine passagere Hemmung des Längenwachstums bedeutet. Auf diese Phase folgt dann wieder eine Gegenwelle des gesteigerten Wachstums und umgekehrt, bis sich der anfängliche traumatische Reiz langsam ausgependelt hat. Auf die Klinik übertragen, könnte dieser Effekt nur in Longitudinalstudien sichtbar gemacht werden. Auch wir können vorläufig noch nicht mit derartigen longitudinalen Verlaufsstudien aufwarten. Unsere Feststellungen basieren deshalb, ähnlich wie in der vorliegenden Literatur, vorwiegend auf retrospektiven Studien [111, 112] und nur zu einem geringen Teil auf prospektiven Ergebnissen [116]. Einzelbeobachtungen aus der seit 6 Jahren laufenden Longitudinalstudie sollen das Bild ergänzen.

### Totale Stimulation

Die totale Stimulation ist, da sie nach allen Frakturen erwartet wird, die häufigste Wachstumsstörung überhaupt. Klinische Bedeutung erlangt sie v.a. an den unteren Extremitäten, da es aufgrund von Beinlängendifferenzen zu Störungen der Hüft- und WS-Statik kommen kann.

Die Reaktion auf die Hyperämie ist vom jeweiligen Funktionszustand der Fuge abhängig (Abb. 6). Trifft die Fraktur und deren Reparation die Fuge im Zustand des Wachstums an, d.h. von individuellen Schwankungen abgesehen in der Zeit bis zum 10. Lebensjahr, so kommt es zu einer Steigerung dieser Funktion: zum vermehrten Längenzuwachs gegenüber der unbeteiligten Gegenseite. Auch wenn es nun analog zu Hanssons Untersuchungen zu einem Rebound nach dieser 1. Phase der Wachstumssteigerung kommt, so hat er, soweit dies klinisch feststellbar ist, keinen wesentlich verkürzenden Effekt, da er auch wieder durch eine stimulative Gegenreaktion kompensiert wird, d.h. die posttraumatische Verlängerung bleibt bestehen. Die von vielen Autoren angenommene zusätzliche Verlängerung des zur gleichen Extremität gehörenden unfrakturierten Skelettabschnitts konnten wir in unseren Untersuchungen nicht bestätigen.

Trifft die Fraktur und deren Reparation die umgebenden Fugen in ihrer präpubertären Ruhepause an, so kann sie sozusagen aus ihrem „Schlaf" zu einer kurzfristigen Funktionssteigerung mobilisiert werden: Es kommt auch hier zu einer Verlängerung. Im nachfolgen-

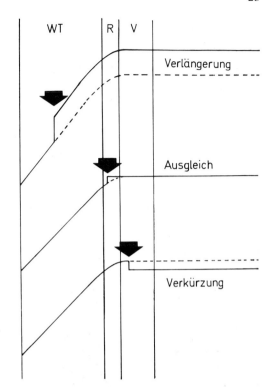

WT    R  V

Verlängerung

Ausgleich

Verkürzung

**Abb. 6.** Posttraumatische Längenveränderungen am wachsenden Skelett. *WT:* Wachstumsphase, *R:* Ruhephase, *V:* Verschlußphase

den Reboundstadium, das dann aber im vorgezogenen physiologischen Fugenschluß der betroffenen Seite endet, verkürzt sich der betroffene Skelettabschnitt aber wieder im Vergleich zur normal wachsenden Gegenseite, so daß die anfängliche Verlängerung wieder korrigiert wird.

Trifft die posttraumatische Hyperämie die Fugen jedoch während des eigentlichen Ausreifungsprozesses, so „brennt die Fuge im Feuer der Frakturheilung" [234] aus: vorzeitig im Vergleich zur Gegenseite. Dies müßte, zumindest rein theoretisch, zu einer Verkürzung führen. Das Zeitintervall zum Verschluß der Fugen der Gegenseite ist jedoch meist so gering, daß kaum eine Verkürzung daraus resultieren kann [123, 234] (Abb. 7).

Die Dauer der Hyperämie ist v.a. bedeutungsvoll für die Patienten, die die Fraktur in der Wachstumsphase erleiden. Wie wir am Oberschenkel feststellen konnten, und es Feldkamp [51, 52] am Unterschenkel bestätigt, so wie es auch Flach u. Kudlich [55] und Langenskiöld [129] vermuteten, ist das Ausmaß der späteren Verlängerung von dem Ausmaß und der Dauer der Remodellingvorgänge abhängig. Das heißt, je mehr Fehlstellungen im Verlauf des weiteren Wachstums der Spontankorrektur überlassen werden, desto größer wird das Verlängerungsausmaß sein. Dies gilt aber nicht nur für Achsenfehler in der Frontal- und Sagittalebene, sondern auch für die Seit-zu-Seit-Verschiebung, wie sie zur immer wieder empfohlenen Verkürzung in Bajonettstellung [14] notwendig ist. Jede Seitverschiebung bedeutet ein vermehrtes Remodelling, so daß trotz der primären Verkürzung im Endeffekt doch noch eine Verlängerung zu erwarten ist. Aufgrund unserer Untersuchungen vermag die therapeutisch empfohlene Verkürzung die spätere Verlängerung nicht zu verhindern [111].

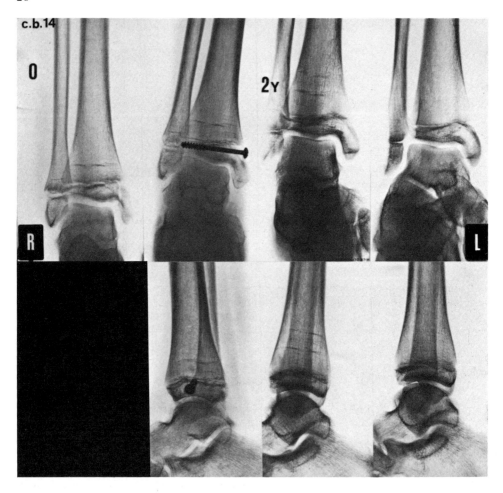

**Abb. 7.** Stimulation der Fuge in der Verschlußphase. Mediale Malleolarfraktur bei 14-jährigem Mädchen. Osteosynthese. Bei der Nachkontrolle nach 2 Jahren zeigte sich der mediale Anteil der rechten distalen Tibiafuge schon geschlossen, im Gegensatz zur linken Seite, wo die Fuge sich noch vollständig offen darstellt. Der Zeitintervall bis zum Verschluß der unbeteiligten Gegenseite ist jedoch zu klein, als daß daraus eine Beinverkürzung entstehen würde

Weitere Faktoren, die das Ausmaß der Verlängerung vergrößern, sind Manipulationen am Fixationskallus [14]. Aufgrund unserer Untersuchungen sind das alle größeren Manipulationsmanöver ab dem 5. Tag nach Trauma (dazu gehören natürlich auch Operationen).

Für Patienten in der präpubertären Phase der Ruhe oder des beginnenden Fugenschlusses bedeutet ein vermehrtes Remodelling sowie späte Manipulationsmanöver ebenfalls eine Steigerung des jeweiligen Funktionsprozesses, so daß es zu einer – bei Bajonettstellungen – zusätzlichen Verkürzung aufgrund des verfrühten Fugenschlusses kommen kann. Somit würde die Empfehlung von Müller u. Ganz [146], die Fragmente bei Osteosynthesen jenseits des 12. Lebensjahrs zu verkürzen, nicht eine mögliche posttraumatische Verlängerung kompensieren, sondern eine tatsächliche Verkürzung provozieren.

Die therapeutische Beeinflussung dieser total stimulativen Wachstumsstörungen kann primär nur indirekt erfolgen: durch Senkung der Zeitdauer des Remodellings (indem möglichst wenig Fehlstellungen belassen werden) und Vermeidung aller verspäteten Repositionsmanöver und Operationen. Wir haben, um dieser Forderung gerecht zu werden und trotzdem konservativ behandeln zu können, die Hyperextensionsmethode für die Behandlung der Oberschenkelschaftfrakturen propagiert und damit bisher in allen Altersgruppen mit einer durchschnittlichen posttraumatischen Verlängerung von nur 0,5 cm befriedigende Ergebnisse erzielen können [115] (Abb. 8). Für Jugendliche empfehlen wir, einerseits im Interesse der Beinlängen, andererseits aus sozialen Gründen, ohnehin eher die primäroperative Behandlung.

Durch keine Behandlung, sei es operativ oder konservativ, kann eine posttraumatische Wachstumsbeeinflussung der Beinlängen primär verhindert werden. Angesichts der Häufigkeit und des Ausmaßes idiopathischer Beinlängendifferenzen [76] verliert aber auch die

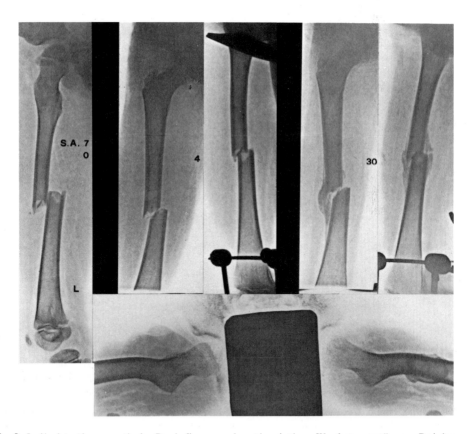

**Abb. 8.** Indirekte therapeutische Beeinflussung der stimulativen Wachstumsstörung. Bei der Hyperextensionsbehandlung mit anfänglich 1/5 des Körpergewichts stellt sich die Fraktur meist ideal ein, ohne daß irgendwelche Repositionsmanöver notwendig wären. Die Dauer der Remodellings- und Reparationsvorgänge kann dadurch vermindert werden

primäre Therapie etwas an Bedeutung. Unabhängig davon sollte sich diese trotzdem — prä-
traumatisch gleich lange Beine vorausgesetzt — darauf beschränken, so wenig wie möglich,
Fehlstellungen bei einem Minimum an Aufwand zu belassen. Die eigentliche Therapie
besteht sekundär in der Nachkontrolle und der posttraumatischen Beurteilung der WS und
deren funktioneller und statischer Situation. Nach ihr erst richtet es sich, ob eine Beinlängendifferenz überhaupt klinische Bedeutung besitzt und korrigiert werden muß, sei es
durch Absatzerhöhung oder durch operative Maßnahmen (Abb. 9).

*Partielle Stimulation*

Diese ist aufgrund unserer Untersuchungen und von Einzelbeobachtungen ausschließlich
nach fugennahen oder -kreuzenden Konsolidationsstörungen zu finden [114, 117, 127]. Als
häufigste Lokalisation ist der radiale Ellbogenanteil nach Fraktur des Condylus radialis zu
nennen. Hier kommt es aufgrund der speziellen Druckverhältnisse und der dadurch bedingten Unruhe in der Fraktur sehr leicht zur verzögerten oder sogar ausbleibenden Konsolidation. Diese verzögerten Heilungsvorgänge bewirken eine mehr oder weniger bis zur
Ausheilung andauernde Stimulation des radialen Fugenanteils. Dies führt bei konservativ

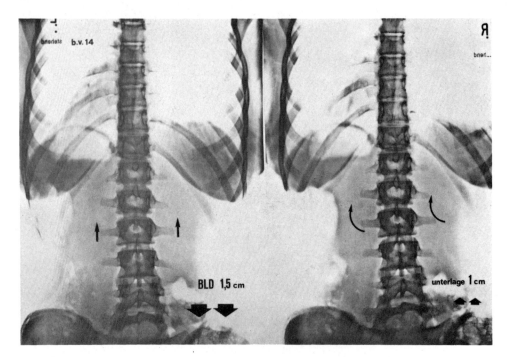

**Abb. 9.** Relative Bedeutung der posttraumatischen Beinlängendifferenz. B.V., 14 J., w.:
Status nach linksseitiger Femurschaftfraktur mit posttraumatischer Verlängerung. Bei
Wachstumsabschluß besteht eine Beinlängendifferenz von 1,5 cm. Durch Absatzerhöhung
von 1 cm kommt es zur linkskonvexen Skoliosierung der LWS mit entsprechenden subjek-
tiven Beschwerden. Ohne Beinlängenausgleich ist die WS gut kompensiert. Dieser Befund
ist auf eine lumbosacrale Übergangsstörung zurückzuführen

behandelter Fraktur meist zum Ausgleich der gleichzeitig vorhandenen dislokationsbe-
dingten Valgisierungsfehlstellung. Bei Frakturen, die durch eine sog. instabile Osteosynthese
[77, 117] behandelt wurden, führt dies wegen der idealen Reposition des peripheren
Fragments zur klinisch sichtbaren Varisierung der Ellbogenachse, in seltenen Fällen tatsächlich zum Cubitus varus (Abb. 10, 11).

Wie wir im Rahmen der diaphysären Vorderarmbrüche schon nachweisen konnten [69],
führen Biegungsbrüche im Schaftbereich unbehandelt zu einer partiellen Pseudarthrose
mit der Gefahr der Refraktur. Derartige Biegungsbrüche (Grünholzfrakturen) können
selbstverständlich auch die Metaphyse betreffen. Sie sind dann vornehmlich im Bereich

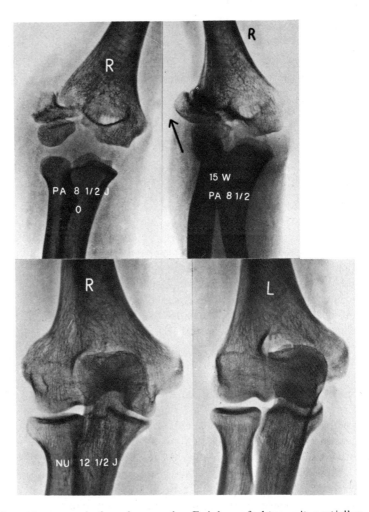

**Abb. 10.** Konsolidationsstörung nach fugenkreuzender Epiphysenfraktur mit partieller
Stimulation der Fuge — konservative Behandlung. P.A., 8 J., m.: dislozierte Fraktur des
Condylus radialus humeri. Konservativ behandelt. Die valgisierende Dislokationsfehl-
stellung des peripheren Fragments wird durch das vermehrte radiale Wachstum als Folge
der partiellen Stimulation der distalen Humerusfuge kompensiert

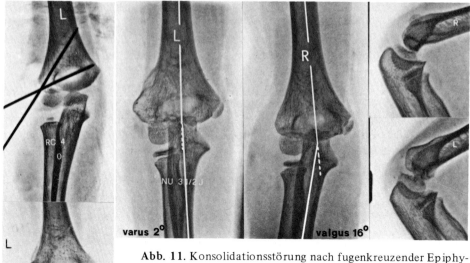

**Abb. 11.** Konsolidationsstörung nach fugenkreuzender Epiphysenfraktur mit partieller Stimulation der Fuge – sog. instabile Osteosynthese. R.C., 4 J., w.: dislozierte Fraktur des Condylus radialis humeri. Offene Reposition und Spickung mit 2 gekreuzten Kirschner-Drähten. Im Rahmen der relativ instabilen Osteosynthese kommt es auch hier zum radialen Mehrwachstum aufgrund der partiellen Stimulation der distalen Humerusepiphysenfuge mit radialem Mehrwachstum, das zur Varisierung der Ellbogenachse führt

der proximalen und distalen Tibiametaphyse zu finden und führen hier, unbehandelt oder nicht korrekt behandelt, ebenfalls zu einer partiellen und passageren Konsolidationsstörung auf der Konvexseite der Fraktur (Abb. 12–14). Bedingt durch die primäre und nicht adäquat beseitigte Fehlstellung, meistens handelt es sich hier um einen Valgus, kommt es auf der Konkavseite, wie auch bei den Biegungsbrüchen im diaphysären Bereich, zum schnelleren Abheilen der Fraktur, während auf der Konvexseite das Klaffen des Frakturspalts durch die Fehlstellung manifestiert wird. Die protrahierten Umbauvorgänge in diesem Bereich der „partiellen Pseudarthrose" verursachen in der nahegelegenen Fuge eine partielle Stimulation. Durch konsekutives partielles Mehrwachstum wird die primäre Fehlstellung verstärkt. Die Stimulation ist stets mit dem Durchbau der Fraktur auf der Konvexseite, meist nach 1–1 1/2 Jahren, beendet und damit auch die Zunahme der Fehlstellung. Vorausgesetzt, der Patient ist dann noch jung genug, wächst die Fehlstellung aus dem metaphysären Bereich Richtung Diaphyse. Die Epiphyse selbst richtet sich je nach Alter des Patienten wieder senkrecht zur Belastungsebene ein.

Von der primären Therapie aus gesehen ist die partielle Stimulation die einzige aller Wachstumsstörungen, die direkt beeinflußt werden kann: durch primäre Kompression des jeweils pseudarthrosegefährdeten Bezirks. Am radialen Ellbogen konnten wir in einer retro- und prospektiven Studie den Nachweis erbringen, daß die Umbauvorgänge durch eine Kompressionsosteosynthese gesenkt werden können und damit die Zeit bis zum Durchbau der Fraktur. Damit bleibt die partielle Stimulation, zumindest deren klinische Folge der zunehmenden Achsenabweichung, aus [77, 117] (Abb. 15).

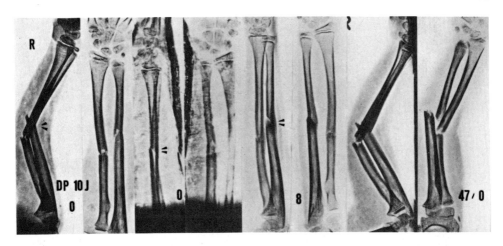

**Abb. 12.** Konsolidationsstörung bei Biegungsbrüchen (Grünholzfrakturen) der Diaphyse – Refraktur. Bei nur geradegestellten Grünholzfrakturen kommt es auf der ehemaligen Konkavseite der Fraktur zum schnelleren Abheilen, während sich auf der ehemaligen Konvexseite der Fraktur ein Persistieren des Frakturspalts im Sinne einer „partiellen Pseudarthrose" abzeichnet. Dies ist die Voraussetzung für eine Refraktur

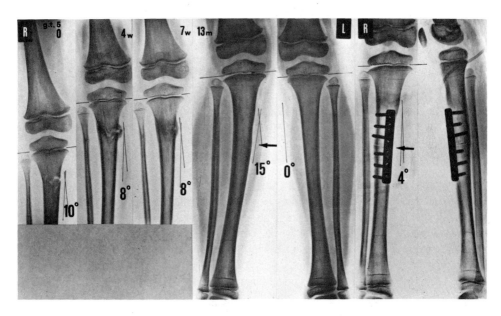

**Abb. 13.** Konsolidationsstörung bei Biegungsbrüchen (Grünholzfrakturen) der (proximalen Tibia-) Metaphyse – partielle Stimulation der nahegelegenen Fuge. G.T., 5 J., m.: typischer proximaler metaphysärer Biegungsbruch der Tibia mit primärer Valgusfehlstellung. Unvollkommene Reposition der ursprünglichen Valgusfehlstellung mit mangelnder Kompression auf der medialen Seite. Dadurch kommt es zum lateralen schnelleren Abheilen der Fraktur und zur „partiellen Pseudarthrose" auf der medialen Seite. Durch die protrahierten Umbauvorgänge auf der medialen Seite wird die naheliegende Fuge partiell stimuliert, wodurch es zur Zunahme der primären Achsenfehlstellung kommt

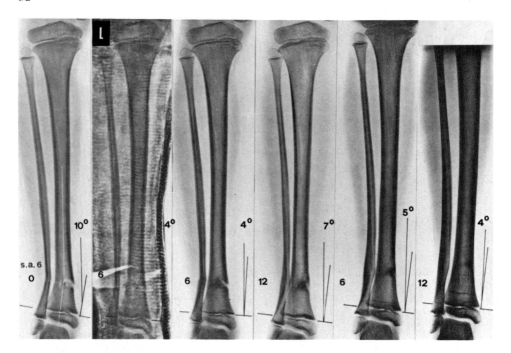

**Abb. 14.** Konsolidationsstörung bei Biegungsbrüchen (Grünholzfrakturen) der (distalen Tibia-) Metaphyse – partielle Stimulation der nahegelegenen Fuge. S.A., 6 J., m.: typischer metaphysärer Biegungsbruch der distalen Tibia mit primärer Valgusfehlstellung. Unzureichende Keilung und damit Reposition der Fehlstellung. Auf der lateralen Seite kommt es dadurch zum schnelleren Abheilen der Fraktur, wohingegen auf der medialen Seite sich eine „partielle Pseudarthrose" einstellt. Im Rahmen der verzögerten Frakturheilung kommt es auch hier zur partiellen Stimulation der nahegelegenen Fuge mit passagerer Zunahme der ursprünglichen Fehlstellung. Nach definitivem Abheilen der Fraktur nimmt die Fehlstellung langsam wieder ab, indem sich die Fuge senkrecht zur Belastungsebene einstellt

Für metaphysäre Biegungsbrüche gilt das gleiche Prinzip: Wird der Frakturspalt auf der Konvexseite der Fraktur unter Kompression gebracht, so heilt die Fraktur, auch wenn Periost eingeschlagen sein sollte, prompt ab, die Teilstimulation der Fuge bleibt aus und damit das klinisch auffällige Fehlwachstum. Dies ist nur durch vollständige Korrektur der primären Fehlstellung zu erreichen und kann zumeist ohne weiteres auf konservativem Weg erfolgen (Abb. 16).

Hier besteht ein deutlicher Wiederspruch zwischen den experimentellen Ergebnissen Klapps [101a] und den eigenen klinischen Ergebnissen [127]. Es ist ja nicht zu erwarten, daß durch Reposition der primären Fehlstellung das zerrissene Periost im medialen Frakturbereich adaptiert und die nach Klapp notwendige Periostspannung ad hoc wieder hergestellt wird, daß die partielle Stimulation ausbleibt. Wahrscheinlich jedoch ist allein das Ausmaß der primären Fehlstellung klinisch relevant für das posttraumatisch einseitige Genu valgum und nicht die geringgradige Valgisierung aufgrund einer Wachstumsstörung, sei sie nun durch die unterbrochene Spannung des Periosts bedingt oder durch eine partielle Konsolidationsstörung.

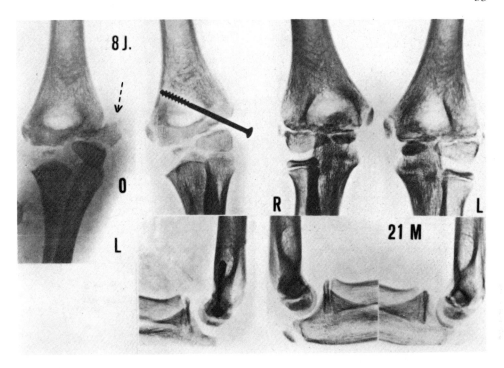

**Abb. 15.** Direkte therapeutische Beeinflussung der Konsolidationsstörung und damit der partiellen Stimulation – Kompressionsosteosynthese. Die einzige aller Wachstumsstörungen, die direkt therapeutisch beeinflußbar ist, ist die partielle Stimulation. Hier kann durch Herabsenken der Konsolidationszeiten das zu erwartende Mehrwachstum verhindert werden. Dies gelingt am Ellbogen nach radialen Humerus-Condylen-Frakturen durch die Kompressionsosteosynthese

## Hemmungen der Epiphysenfugenfunktion

*Totale Hemmung*

Der totale Fugenverschluß ist eine seltene Verletzungsfolge und im eigenen Krankengut nur in Einzelfällen nach distalen Fibulaläsionen, distalen Radiusfrakturen oder distalen Epiphysenlösungen zu beobachten gewesen (Abb. 17, 18). Die Ursache dafür war nicht in allen Fällen klar zu eruieren. Am ehesten ist eine zumindest passagere totale Unterbrechung der Gefäßzufuhr anzunehmen, während der es zum totalen Untergang des Wachstumsknorpels gekommen ist. Die daraus resultierende völlige Verknöcherung der Fuge bedeutet einen totalen Wachstumsstop im Bereich der betroffenen Fuge. Das Ausmaß der dadurch bedingten Verkürzungsfehlstellung ist sowohl vom Wachstumsanteil der betroffenen Fuge als auch von der weiteren Wachstumserwartung des Patienten abhängig: je jünger der Patient, desto größer die zu erwartende Fehlstellung. Eine Sekundärtherapie ist praktisch in allen Fällen unumgänglich. Den von einigen Autoren befürchteten [144, 172, 184] vorzeitigen

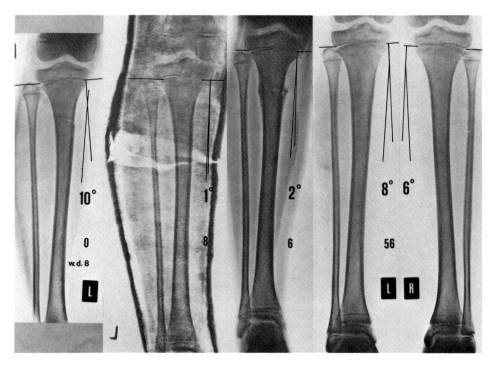

**Abb. 16.** Direkte therapeutische Beeinflussung der Konsolidationsstörung und damit der partiellen Stimulation — Reposition der primären Fehlstellung und Kompression durch Gipskeilung. Bei metaphysären Biegungsbrüchen läßt sich die Konsolidationsstörung durch Reposition der ursprünglichen Fehlstellung und evtl. zusätzliche Keilung des Gipses zur Kompression der ehemals klaffenden Konvexseite der Fraktur vermeiden. Die partielle Stimulation und deren Folgen bleiben aus

Fugenverschluß, z.B. nach Radiushalsfrakturen, konnten wir auch im Rahmen mehr oder weniger ausgeprägter Kopfumbaustörungen des Radiusköpfchens nicht beobachten [122].

*Partielle Hemmung*

Die wichtigere, da häufigere und eindrucksvollere Wachstumsstörung des vorzeitigen Verschlusses ist der partielle Fugenverschluß, die knöcherne Brückenbildung zwischen der Meta- und Epiphyse. Hier konnten wir, v.a. im Rahmen der Gelenkfrakturen des distalen radialen Humerus und der distalen Tibia, feststellen, daß keineswegs fugenkreuzende Frakturen — wie bisher in der Literatur angenommen — obligat zu einer knöchernen „Ausheilungsbrücke" zwischen Epi- und Metaphyse führen müssen [77, 117, 122, 126].

Im distalen radialen Humerusbereich kommt es aufgrund der besonderen Druckverhältnisse und angesichts der nur zu 20% am Längenwachstum des Humerus beteiligten Fuge ohnehin eher zu Konsolidationsstörungen und Pseudarthrosen. Dementsprechend sind auch laterale Brückenbildungen zwischen Epi- und Metaphyse außerordentlich selten und

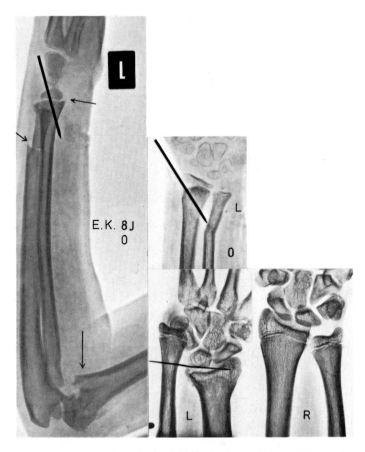

**Abb. 17.** Totaler Verschluß der Fuge – Gefäßschaden? E.K., 8 J., w.: Da es sich um eine suprakondyläre Humerusfraktur und eine gleichzeitige Epiphysenlösung des distalen Radius mit Ulnafraktur handelte, hatte man sich entschlossen, die Epiphysenlösung durch eine Kirschner-Drahtspickung zu stabilisieren. Im weiteren Verlauf kam es bei der Patientin zum totalen vorzeitigen Verschluß der gesamten Radiusepiphysenfuge mit konsekutiver Verkürzung des gesamten Radius

wenn, praktisch nur nach Osteosynthesen zu sehen. Dabei kommt es nicht nur zur Ausbildung einer schmalen Brücke, sondern fast immer zum Verschluß des gesamten Fugensystems zwischen Capitulum und distalem radialem Humerus. Doch gerade wegen des geringen Wachstumsanteils dieser Fuge führt der vorzeitige Verschluß nicht, wie rein theoretisch zu erwarten wäre, zum klinisch manifesten Cubitus hypervalgus [114, 117] (Abb. 19).

An der distalen Tibia fanden wir in 8 von 119 Fällen Wachstumsstörungen mit konsekurtivem Fehlwachstum aufgrund einer mehr oder weniger ausgeprägten Brückenbildung zwischen Meta- und Epiphyse [121, 123]. Nur in 2 Fällen konnten wir dies eindeutig auf insuffiziente Operationstechniken zurückführen (Abb. 20). In allen anderen Fällen war die eigentliche Ursache dieser Brückenbildung unklar, v.a. angesichts von Wachstumsstörungen

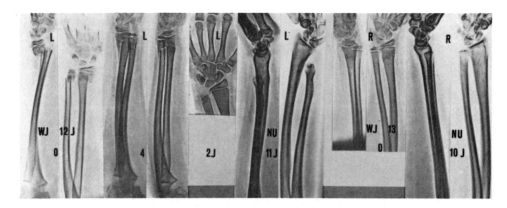

**Abb. 18.** Totaler Verschluß der Fuge – Gefäßschaden? W.J., 12 J., m.: distale Vorderarm-fraktur disloziert. Geschlossene Reposition am Unfalltag. Ausheilung in ausreichender Stellung. 2 Jahre nach Unfall zeigte sich auf einer Handplatte die Ulna etwas verkürzt, die Fugenverhältnisse aber sind unauffällig. Bei der Nachuntersuchung 11 Jahre nach Unfall weist die Ulna der ehemals frakturierten Seite eine erhebliche Verkürzung auf im Gegen-satz zu normalen Verhältnissen auf der Gegenseite, die ebenfalls in der Zwischenzeit eine Fraktur erlitten hatte

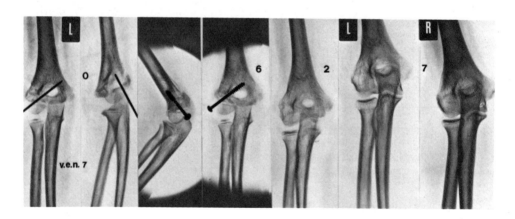

**Abb. 19.** Partieller Verschluß einer „20%igen Fuge" – klinisch irrelevant. V.E.N., 7 J., w.: Fraktur des Condylus radialis humeri, die primär perkutan gespickt wurde und dann am 6. Tag mit einer Schraube versehen wurde. Durch die Manipulation kam es zum vor-zeitigen Verschluß des Fugenanteils zwischen Capitulum und distalem Humerus, wie sich auf der Aufnahme nach 2 Jahren zeigt. Bei der Nachkontrolle nach 7 Jahren zeigen sich beiderseits geschlossene Fugen, keine Achsenasymmetrie

nach Epiphysenlösungen (Abb. 21), der Fälle, die trotz adäquater Therapie eine Brücken-bildung gezeigt hatten (Abb. 22) und der Fälle, die entgegen allen prognostischen Argu-menten in der Literatur keinerlei Brückenbildung erkennen ließen (Abb. 23). Der Crush konnte als Ursache dieser Wachstumsstörung in unserem Krankengut weitgehend ausge-schlossen werden (Abb. 24). Damit bestätigen wir die Vermutung von Greve u. Niemann

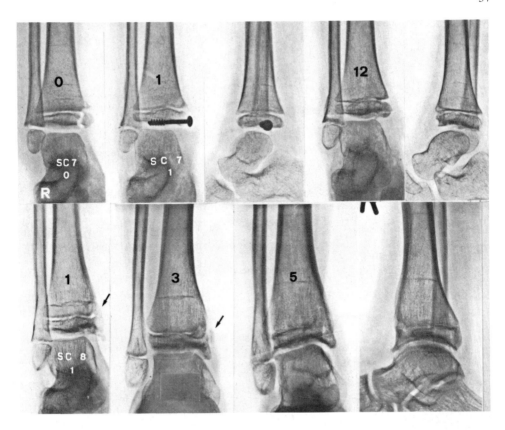

**Abb. 20.** Partieller Fugenverschluß – iatrogen. S.C., 7 J., w.: dislozierte Epiphysenfraktur der medialen distalen Tibia. Insuffiziente Osteosynthese. Im weiteren Verlauf Ausbildung einer randständigen epi-metaphysären Brückenbildung, die nach 5 Jahren zu deutlichen Varusfehlstellungen des oberen Sprunggelenks geführt hat. Die Korrekturosteotomie wurde durchgeführt

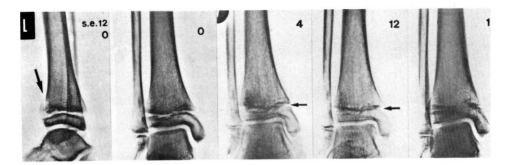

**Abb. 21.** Partieller Fugenverschluß nach Epiphysenlösung. S.E., 12 J., m.: praktisch undislozierte Epiphysenlösung der distalen Tibia mit kleinem ventralem Keil. Die Fraktur wurde ohne Repositionsmanöver im Unterschenkelgips für 4 Wochen ruhiggestellt. Im weiteren Verlauf kam es zur meta-epiphysären Brückenbildung im medialen Fugenbereich mit konsekutivem Varusfehlwachstum. Die Korrekturosteotomie wurde durchgeführt

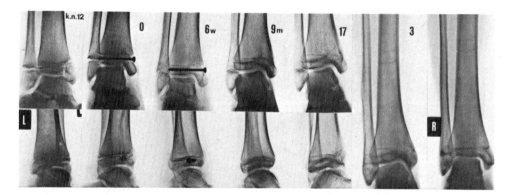

**Abb. 22.** Partieller Fugenverschluß nach „wasserdichter" Kompressionsosteosynthese einer fugenkreuzenden Epiphysenfraktur. K.N., 12 J., w.: mediale Epiphysenfraktur der distalen Tibia mit mäßiger Dislokation. Sofortige offene Reposition und „wasserdichte" Kompressionsosteosynthese. Trotzdem entwickelt sich im weiteren Verlauf eine typische meta-epiphysäre Brücke mit konsekutivem Varusfehlwachstum

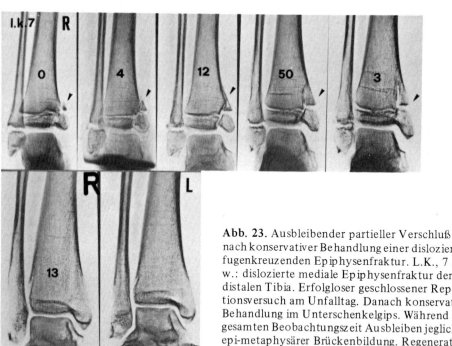

**Abb. 23.** Ausbleibender partieller Verschluß nach konservativer Behandlung einer dislozierten fugenkreuzenden Epiphysenfraktur. L.K., 7 J., w.: dislozierte mediale Epiphysenfraktur der distalen Tibia. Erfolgloser geschlossener Repositionsversuch am Unfalltag. Danach konservative Behandlung im Unterschenkelgips. Während der gesamten Beobachtungszeit Ausbleiben jeglicher epi-metaphysärer Brückenbildung. Regeneration der Gelenkstufe und Ausheilen der Fraktur ohne jegliches Fehlwachstum

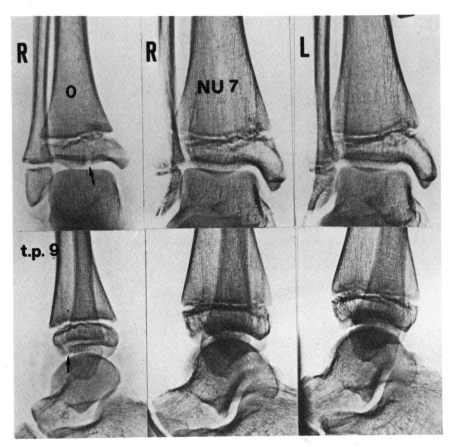

**Abb. 24.** Ausbleibender partieller Verschluß nach Crush-Trauma. T.P., 9 J., m.: Sprung von 3 m Höhe auf die Füße. Retrospektiv ergab die Aufnahme der rechten Seite eine Fraktur der vorderen medialen Tibiaepiphyse distal. Die Fraktur war primär übersehen worden. Die Behandlung erfolgte mit elastischer Binde und sofortiger Vollbelastung. Im weiteren Verlauf keine meta-epiphysäre Brückenbildung, kein Fehlwachstum

[64] sowie von Wilde et al. [240]. Weiterhin konnte die „wasserdichte" Kompressions-osteosynthese die Brückenbildung nicht verhindern [121, 123] (s. Abb. 22).

Bei 3 Patienten mit Epiphysenfrakturen fanden wir im radiologischen Verlauf eine schmale Brücke, die im weiteren Wachstum wieder gesprengt wurde. Deshalb war hier kein Fehlwachstum zu beobachten. Diese 3 Patienten zeigten typische Veränderungen nach der Sprengung im metaphysären Bereich (Abb. 25). Weder in den vorhandenen Verlaufsbeobachtungen noch bei der retrospektiven Beurteilung gab es anhand dieses Parameters bei den übrigen Patienten einen Hinweis darauf, daß sich im Rahmen der Frakturheilung eine Brücke gebildet hatte.

Das Ausheilen einer fugenkreuzenden Fraktur ist damit nicht obligatorisch mit einer mehr oder weniger ausgeprägten Brückenbildung zwischen Meta- und Epiphyse verbunden. Somit scheint das Auftreten einer derartigen Brückenbildung eher zufällig zu sein. Die

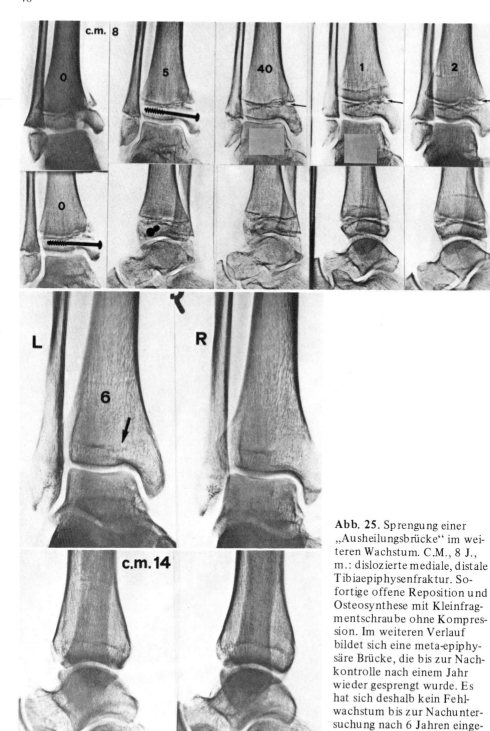

**Abb. 25.** Sprengung einer „Ausheilungsbrücke" im weiteren Wachstum. C.M., 8 J., m.: dislozierte mediale, distale Tibiaepiphysenfraktur. Sofortige offene Reposition und Osteosynthese mit Kleinfragmentschraube ohne Kompression. Im weiteren Verlauf bildet sich eine meta-epiphysäre Brücke, die bis zur Nachkontrolle nach einem Jahr wieder gesprengt wurde. Es hat sich deshalb kein Fehlwachstum bis zur Nachuntersuchung nach 6 Jahren eingestellt

eigentliche Ursache dieser Wachstumsstörung ist unklar, v.a. aber anhand der primären Diagnostik prognostisch nicht zu beurteilen. Als einzigen prognostischen Hinweis konnten wir in unserem Krankengut die primäre Dislokation finden: Primär dislozierte Frakturen sind bezüglich dieser Wachstumsstörungen gefährdeter als undislozierte Frakturen. Dabei bezeichnen wir als undislozierte Frakturen, analog zu Spiegel et al. [201], alle Frakturen mit einer Frakturspaltdehiszenz bis zu maximal 2 mm.

Nachdem wir den Crush als Ursache einer direkten Nekrose des Wachstumsknorpels ausschließen und die „Ausheilungsbrücke" nach fugenkreuzenden Frakturen nicht obligatorisch erwarten, verbleibt u.E. als einzige Ursache für eine derartige „rätselhafte" Brückenbildung die passagere oder persistierende Gefäßläsion. Trueta u. Amato [219] konnten experimentell nachweisen, daß auch ein nur passagerer Unterbruch eines Teils der ernährenden epiphysären Gefäße zu einer mehr oder weniger ausgeprägten Nekrose des Wachstumsknorpels führt und damit die Grundlage für eine Brückenbildung zwischen Meta- und Epiphyse bildet. Aufgrund ihrer experimentellen Untersuchungen kommen Dale u. Harris [36] und Nordentoft [159] zu ähnlichen Ergebnissen. Cotta [34] vermutet auch eher einen Gefäßschaden als Ursache des vorzeitigen partiellen Fugenverschlusses. Klapp [101a] beobachtete bei seinen Experimenten derartige Schäden des Wachstumsknorpels sogar schon nach instabilen Osteosynthesen im Bereich der Meta- und Diaphyse, ohne daß durch das Trauma die Epiphysenfuge selbst tangiert worden war. Er führt dies auf sekundäre Gefäßschäden zurück. Neugebauer et al. [153] vermeinten mit Hilfe des Szintigramms den Crush nachzuweisen. Es könnte sich bei einem persistierenden „uptake" aber ebenso um die Folgen einer Gefäßläsion handeln. In der Tat ist ein erhöhter „uptake" lediglich ein Zeichen einer vermehrten reparativen Aktivität, wie sie um jede Nekrose stattfindet. Im Gegensatz zur „Ausheilungsbrücke" bezeichnen wir eine als Folge einer Gefäßläsion entstandene Brücke als „Nekrosebrücke" [126]. Klinisch sind beide Brückenformen – weder pro- noch retrospektiv – nicht voneinander zu unterscheiden. Ein Unterschied ist höchstenfalls radiologisch mit Hilfe des axialen Computertomogramms möglich. Während wir bei den „Ausheilungsbrücken" mehr oder weniger längs verlaufende, senkrecht zur Fuge gestellte Septen erwarten können, zeigen Nekrosebrücken nach Gefäßschäden eher bizarre Formen. Dies ist jedoch nur für die sekundäre Therapie der Brückenresektion von Bedeutung (Abb. 26).

Nur die Gefäßläsion mit Nekrosebrücke kann die höhere Gefährdung bezüglich dieser Wachstumsstörung bei den dislozierten Frakturen in unserem Krankengut erklären. Auch können epi-metaphysäre Brückenbildungen nach undislozierten Epiphysenlösungen, wie wir sie feststellen konnten und wie sie von Petrin et al. [168] dargestellt werden, nur auf eine Gefäßläsion zurückgeführt werden. Denn da derartige Lösungen, auch in Übereinstimmung mit der Literatur, nur durch Schertraumata entstehen können und nicht durch axial einwirkende Kräfte, ist der „crush" als Ursache für eine derartige Brückenbildung auszuschließen. Zusätzlich spricht, z.B. im Bereich der distalen Tibia, die Lokalisation der Brückenbildung ebenfalls für eine Gefäßläsion, denn hier sind epi-metaphysäre Brückenbildungen, sei es nach Epiphysenfrakturen oder auch -lösungen, ausschließlich im medialen Bereich der Fuge zu finden.

Die Häufigkeit dieser Wachstumsstörungen nimmt ab, je mehr sich die traumatische Läsion von den Gefäßsystemen der Epiphyse entfernt. Inwieweit aber tatsächlich nur eine Läsion des epiphysären Gefäßsystems für die Wachstumsstörung verantwortlich gemacht werden kann, sei noch dahingestellt, denn schließlich ist auch nach metaphysären Läsionen

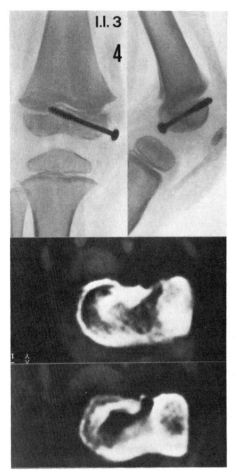

**Abb. 26.** Epi-metaphysäre Brückenbildung nach Gefäßschaden „Nekrosebrücke". L.L., 3 J., w.: distale Femurepiphysenfraktur, die mit Schraubenosteosynthese versorgt wurde. Das a.-p. und seitliche Röntgen zeigt nach 4 Wochen Konsolidation der Fraktur. Im weiteren Verlauf kommt es zur zunehmenden Antekurvationsfehlstellung des distalen Femurendes. Das CT zeigt eine eigenartige, hakenförmige epi-metaphysäre Brückenbildung im dorso-lateralen Bereich der distalen Femurepiphysenfuge. Der Befund konnte intraoperativ bei der Beseitigung der Brücke bestätigt werden

ohne erhebliche Dislokation eine derartige Wachstumsstörung möglich. Unter Umständen kann doch ein enger Konnex zwischen epi- und metaphysärem bzw. medullärem Gefäßsystem bestehen [101a].

Damit ist aber eine Prognose bezüglich der Wachstumsstörung des partiellen vorzeitigen Verschlusses nur indirekt zu erstellen. Demzufolge ist auch eine direkte primär-therapeutische Beeinflussung der Wachstumsstörung nur indirekt möglich: Bei dislozierten Frakturen kann durch die Osteosynthese das Ausmaß einer möglichen Ausheilungsbrücke verkleinert werden. Bei undislozierten Frakturen besteht jedoch keinerlei therapeutische Beeinflußbarkeit der möglichen späteren Wachstumsstörung. Die Gefäßläsion ist höchstenfalls im Krankheitsverlauf mit Hilfe des Technetium [99]-Szintigramms diagnostizierbar [152, 153]. Eine therapeutische Konsequenz kann daraus jedoch nicht gezogen werden. Zumindest aufgrund unserer Untersuchungen kann die lange Entlastung, wie sie von Neugebauer et al. [154] gefordert wird, eine Wachstumsstörung und deren Folgen nicht verhindern oder deren Ausmaß vermindern.

So konnten wir die wichtigsten in der Literatur geschilderten Gesichtspunkte wie den „crush" als Ausdruck der Schwere der Verletzung, die Genauigkeit der Reposition (Qualität der Reposition), aber auch die „wasserdichte" Osteosynthese (Qualität der Retention) als Ursache für die spätere Wachstumsstörung des partiellen Verschlusses in unserem Krankengut ausschließen. Auch die Art der Läsion, ob Lyse oder Fraktur, mit und ohne metaphysären Keil, scheint bezüglich der späteren Wachstumsstörung keine Rolle zu spielen.

Neben dem relativen prognostischen Faktor der primären Dislokation konnten wir den absoluten Faktor, der auch in der Literatur an bevorzugter Stelle genannt wird, die Altersabhängigkeit, bestätigen. Je älter der Patient, desto geringer die Chance, daß eine mögliche Wachstumsstörung klinisch evident wird. So haben wir an der distalen Tibia keine Wachstumsstörung mehr jenseits des 12. Lebensjahrs bei Mädchen und jenseits des 13. Lebensjahrs bei Knaben gefunden. Die von Morscher [140, 142, 143] geschilderte Geschlechtsabhängigkeit konnten wird nicht bestätigen.

Der Aspekt der Altersabhängigkeit ist jedoch für jede Fuge anders zu beurteilen, da diese sich zu völlig verschiedenen Zeitpunkten verschließen. Die Lokalisation der Läsion stellt also den 2. prognostischen Beurteilungsfaktor dar. Bei Fugen, die sich sehr spät schließen (hochprozentige Fugen), muß die Altersgrenze entsprechend erhöht werden. Dementsprechend kommt es bei niedrigprozentig wachsenden Fugen, wie z.B. der distalen Humerusfuge im Falle eines partiellen Verschlusses, nur zu geringgradigem Fehlwachstum, was sich klinisch kaum bemerkbar macht (s. Abb. 19).

Bei der Übertragung dieser Schlußfolgerungen auf das therapeutische Prozedere ist ein gewisses Umdenken unerläßlich. Da die Wachstumsstörung des vorzeitigen Verschlusses primär-therapeutisch nicht direkt beeinflußbar ist, muß das Ziel der Therapie anders als bisher ausgerichtet werden. Die einzige tatsächlich beeinflußbare Läsion ist die Gelenkläsion selbst, wenn es sich um Epiphysenfrakturen handelt, oder die Achsenstellung, wenn es sich um Epiphysenfrakturen handelt. Deshalb sollten undislozierte Epiphysenfrakturen konservativ (analog zu Spiegel mit einer Frakturdehiszenz bis zu 2 mm) und nur dislozierte Epiphysenfrakturen operativ behandelt werden. Denn auch bei schonendster Operationstechnik ist die Gefahr der zusätzlichen Gefäßläsion mit all ihren Folgen immer gegeben. Diese auch von Klapp [101a] für den meta- und diaphysären Bereich ausgesprochene Warnung muß um so mehr Geltung für den epiphysären Bereich haben. Gleiches gilt für die Epiphysenlösungen, die ja Schaftfrakturen und keine Gelenkläsion darstellen. Im Falle einer Dislokation sollten sie korrekt und schonend geschlossen reponiert werden. Die Indikation zur Operation wird hier, wie für alle anderen Schaftfrakturen auch gestellt [118, 123, 126]. Eine Ausnahme von diesem Prozedere bilden die radialen Epiphysenfrakturen des distalen Humerus, denn hier besteht auch bei undislozierten Frakturen immer die Gefahr der sekundären Dislokation im Gips, so daß diese Frakturen, nicht um die Wachstumsstörung, sondern um die Dislokation zu vermeiden, eher operativ behandelt werden müssen [117].

Nachkontrollen von Epiphysenfrakturen und -lösungen müssen wegen der eher zweifelhaften Wachstumsprognose auch noch nach Konsolidation und nach vollständiger Belastung durchgeführt werden. Dies gilt hauptsächlich für Kinder, die das 12. Lebensjahr noch nicht erreicht haben. In jedem Fall empfiehlt es sich, klinische Kontrollen bis zu 2 Jahren nach dem Trauma vorzunehmen.

## Fehlstellungskorrekturen und deren Prognose

Wir können verschiedene Korrekturmechanismen unterscheiden (Abb. 27): Direkte und indirekte, gezielte und ungezielte [115]. Dabei verstehen wir unter direkten Korrekturen solche, die einen direkten Zusammenhang mit der Reparation der Fraktur aufweisen. Indirekte Korrekturen sind nur im Rahmen physiologischer Änderungsprozesse am wachsenden Skelett möglich, ohne jeden Zusammenhang mit der Frakturheilung selbst. Als gezielte Korrekturen sind Vorgänge zu bezeichnen, die, nach den von Pauwels [166], Roux [184] und Wolff [242] formulierten Gesetzen, gezielt eine bestimmte Form und Funktion des betroffenen Skelettabschnitts wiederherstellen können. Unter ungezielten Korrekturen sind hingegen Korrekturen zu verstehen, die sozusagen als Abfallprodukt der Frakturheilung selbst oder physiologischer Umbauprozesse am wachsenden Skelett zu bezeichnen sind.

### Korrektur der Seit-zu-Seit-Verschiebung

Zu den gezielten direkten, rein periostalen Korrekturen gehört der Ausgleich der Seit-zu-Seit-Fehlstellung. Durch periostalen Anbau auf der Seite der größten funktionellen Belastung kommt es zur Hypertrophie der Kortikalis [29]. Parallel dazu läuft ein etwas verzögerter endostaler Abbau auf dieser Seite bei gleichzeitigem periostalem Abbau mit endostalem Anbau auf der Gegenseite. Diese Situation entspricht dem Verhalten des Driftens, wie z.B. bei der Entwicklung und der Beibehaltung der Oberschenkelantekurvation [49]. Übereinstimmend mit der Literatur können wir bestätigen, daß die Korrektur dieser Fehlstellung praktisch ohne jede Altersbegrenzung als zuverlässig angesehen werden kann (Abb. 28). Die Dauer des Remodellings ist jedoch altersabhängig und nimmt mit zunehmendem Alter zu.

Im Gegensatz zu den Angaben in der Literatur konnten wir eine Ausnahme von der Regel der Gutartigkeit dieser Fehlstellung und damit von der Zuverlässigkeit der Korrektur im Bereich des proximalen Radiusendes feststellen. Im Bereich des Radiushalses bleibt die

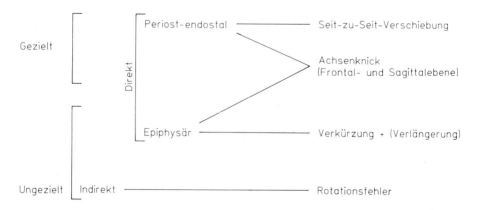

**Abb. 27.** Korrekturmechanismen im Wachstumsalter. (Näheres s. Text)

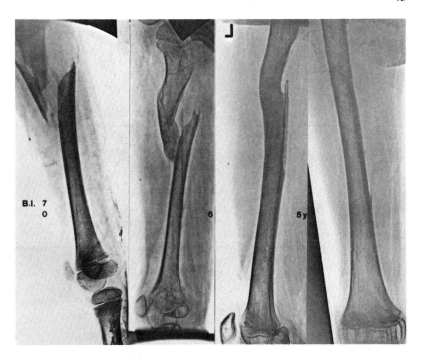

**Abb. 28.** Korrektur einer Seit-zu-Seit-Verschiebung. B.I., 7 J., w.: offene Femurfraktur, die in Seit-zu-Seit-Verschiebung von fast doppelter Schaftbreite ausheilte. Nach 5 Jahren war der Schaft fast wieder vollständig normal remodelliert

Korrektur jeder Seit-zu-Seit-Verschiebung aus, unabhängig davon, ob ein zusätzlicher Achsenknick vorhanden ist oder nicht. Dies kann je nach Ausmaß der Seitverschiebung zu Bewegungsstörungen der Prosupination führen. Die durch die Seit-zu-Seit-Verschiebung bedingte Verbreiterung und Verplumpung des proximalen Radiusendes kann durch eine zusätzliche Umbaustörung des Radiusköpfchens und des Radiushalses verstärkt werden [113, 117, 122] (Abb. 29). Die Ursache für das Ausbleiben der Korrektur einer Seit-zu-Seit-Fehlstellung an dieser Stelle ist aufgrund unserer klinischen Untersuchung nicht zu klären. Offensichtlich fehlt hier jede funktionelle Stimulation des Periosts, die ein Remodelling auf die ursprüngliche Schaftbreite provozieren könnte.

### Korrektur der postttraumatischen Verkürzungs- und Verlängerungsfehlstellung

Dabei handelt es sich um eine grundsätzlich ungezielte und direkte epiphysäre Korrektur. Die Korrektur einer primären Verkürzungsfehlstellung kann nur durch eine Funktionssteigerung der Fuge während der Wachstumsphase erfolgen. Aufgrund unserer Erfahrungen und Nachuntersuchungen der letzten Jahre [112, 116] sowie Einzelbeobachtungen mit longitudinalen Verläufen bis Wachstumsabschluß, finden derartige Korrekturen völlig ungezielt statt.

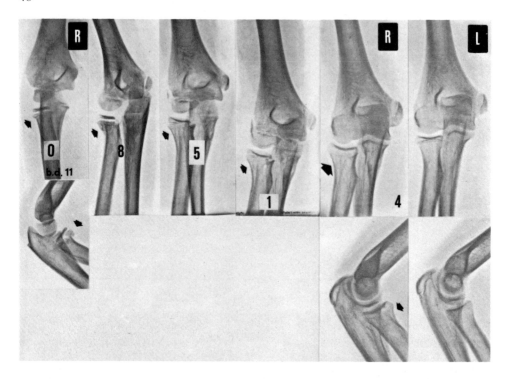

**Abb. 29.** Grenzen der Seit-zu-Seit-Korrektur. B.D., 11 J., m.: Epiphysenlösung der proximalen Radiusepiphyse mit Seit-zu-Seit-Verschiebung um gut 1/3 der Köpfchenbreite. Im weiteren Verlauf persistiert diese Seitverschiebung bis Wachstumsabschluß

Eine ebenso unkontrollierte Korrektur einer Verlängerungsfehlstellung ist nur dann zu beobachten, wenn sich in der präpubertären Phase die Fugen gegenüber der Gegenseite vorzeitig schließen und die primäre oder sekundäre Verlängerung durch das normale Weiterwachsen auf der Gegenseite ausgeglichen werden kann.

Eine bisher noch nicht beschriebene Ausnahme von der Regel der ungezielten Korrektur konnten wir jedoch im Bereich des Vorderarms beobachten. Bei dislozierten und z.B. in Fehlstellung verheilten Radiusfrakturen oder auch nach mehrmaligen Frakturierungen des Radius, kommt es zum vermehrten Längenzuwachs des Radius gegenüber der Ulna. Diese Verlängerung ist eine Folge der posttraumatischen Fugenhyperämie und deren Ausmaß dementsprechend von verbliebenen Fehlstellungen oder rezidivierenden Manipulationen oder Frakturierungen abhängig. Bei der Nachuntersuchung unserer in Fehlstellung verheilten Radius- und Vorderarmfrakturen des distalen Drittels [125] konnten wir feststellen, daß praktisch alle Patienten mit noch offenen Fugen eine mehr oder weniger ausgeprägte Verlängerung des Radius gegenüber der Ulna aufwiesen, während alle Patienten mit geschlossenen Fugen bei der Nachuntersuchung seitengleiche Verhältnisse, zumindest in der Relation von Radius zu Ulna, zeigten. Die anfängliche posttraumatische Verlängerungsfehlstellung des Radius scheint sich demnach im Verlauf des Wachstums wieder zu korrigieren. Dabei erfolgt diese Korrektur aber offenbar erst kurz vor Wachstumsabschluß, wie wir an einigen Einzelbeispielen feststellen konnten: Durch früheres Ausreifen der radialen Radius-

fuge gegenüber der Ulna kommt es zur Korrektur der Längendifferenz (Abb. 30–32).
Aber auch Verkürzungsfehlstellungen können hier gezielt korrigiert werden (Abb. 33).
Durch entsprechend verlängerte Stimulation der Fuge wird die seitengleiche Längenrelation des Radius zur Ulna wiederhergestellt. Inwieweit auch diese Patienten dann beim
Wachstumsabschluß eine Frühreifung der Fuge mit entsprechender Verkürzung des Radius
erkennen lassen, konnten wir aufgrund der bisherigen Untersuchungen nicht feststellen.
Vorläufig ist aber zumindest zu sagen, daß die einzige Stelle am kindlichen Skelett der
distale Vorderarm zu sein scheint, an dem Verlängerungs- und Verkürzungsfehlstellungen
gezielt auf das richtige funktionelle Maß hin korrigiert werden können, nicht aber gezielt
auf die Länge der Gegenseite: Insgesamt kommt es auch am Vorderarm zu einer dezenten
Verlängerung des gesamten Vorderarms gegenüber der unfrakturierten Gegenseite. Die
Ursache für dieses gezielte Korrekturverhalten ist nicht eindeutig klar. Unter Umständen
sind distale Radius- und Ulnafuge als eine funktionelle Einheit aufzufassen, die sich durch
unterschiedliches Längenwachstum aufgrund von Druckänderungen, wie jede einzelne Fuge
auch, wieder senkrecht zur Belastungsebene einzustellen vermögen. Das vorzeitige Ausreifen der distalen Radiusfuge wäre dann nicht als Folge der — schon lange zurückliegenden

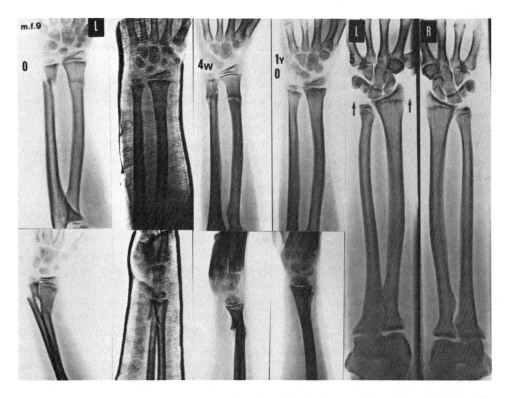

**Abb. 30.** Positiver Radiuszuwachs gegenüber der Ulna bei noch offenen Fugen. M.F., 9 J.,
w.: distale Vorderarmfraktur. Nach distalen Vorderarm- oder Radiusfrakturen findet sich
bei noch offenen Fugen fast stets eine Verlängerung des Radius gegenüber der Ulna auf der
frakturierten Seite

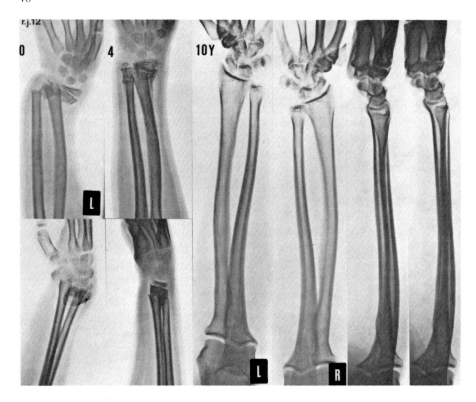

**Abb. 31.** Kein posttraumatischer Radiuszuwachs bei geschlossenen Fugen. R.J., 12 J., m.: distale Vorderarmfraktur. Sind bei der Nachkontrolle von distalen Vorderarm- oder Radius-frakturen jedoch die Fugen geschlossen, so ist keine Radiusverlängerung gegenüber der Ulna mehr festzustellen

— Fraktur, sondern als Folge der vermehrten funktionellen Druckbelastung der distalen Radiusfuge aufzufassen.

Dies würde auch erklären, daß derartige gezielte Korrekturen ausschließlich auf den distalen Vorderarm beschränkt sind. Im proximalen Bereich, z.B. nach Radiushalsfrakturen, kommt es oft zu einer mehr oder weniger ausgedehnten Kopfumbaustörung mit Ver-plumpung und Verkürzung des gesamten proximalen Radiusendes. Dies führt hier zu einer Valgisierung der Ellbogenachse. Eine Korrektur dieser Verkürzungsfehlstellung (mit konse-kutiver Valgusfehlstellung im Ellbogenbereich) konnten wir in keinem der nachunter-suchten Fälle feststellen [122]. Bleibt diese Umbaustörung aus, so kommt es mitunter zu dezenten Verlängerungen des Radius. Daran beteiligt sich aber dann die Ulna in gleicher Relation, so daß es zu keiner Alteration der Ellbogenachse kommt. Auch diese Gesamt-verlängerung des Vorderarms wird im weiteren Verlauf nicht korrigiert [113, 243].

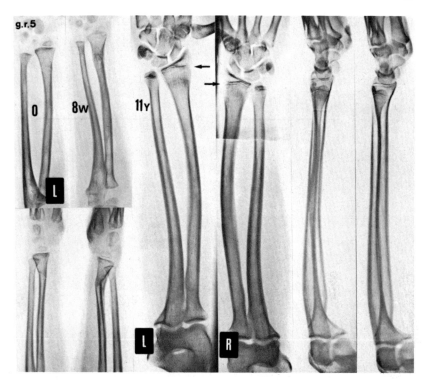

Abb. 32. Gezielte Korrektur der posttraumatischen Radiusverlängerung. G.R., 5 J., w.: distale Radiusfraktur, die in mäßiger Fehlstellung ausheilt. Bis zur Nachkontrolle nach 11 Jahren ist die Fehlstellung vollständig beseitigt. Es besteht noch eine mäßige Radiusverlängerung auf der ehemals frakturierten Seite. Die distale Radiusfuge ist deutlich reifer auf der ehemals frakturierten Seite als auf der unbeteiligten Gegenseite, die in der Anamnese keine Fraktur aufweist

## Korrektur von Achsenfehlern in der Frontal- und Sagittalebene

Da wir im Interesse der posttraumatischen Beinlängendifferenzen fordern, keine Achsenknicke im Bereich der unteren Extremitäten sowie Seit-zu-Seit-Verschiebungen ausheilen zu lassen, haben wir unsere Untersuchungen vornehmlich auf die Korrektur von Fehlstellungen in der Frontal- und Sagittalebene im Bereich der oberen Extremität konzentriert.

### Proximaler Humerus

Anhand unserer Untersuchungen [68] können wir die Ergebnisse von Budig [26] weitgehend bestätigen, obwohl unser Krankengut zu klein ist, um einen tatsächlichen Vergleich vorzunehmen. Auch wir konnten hier eine relative Altersabhängigkeit feststellen: Fehlstellungen nach dem 12. Lebensjahr werden sicher noch diminuiert, aber nicht vollständig

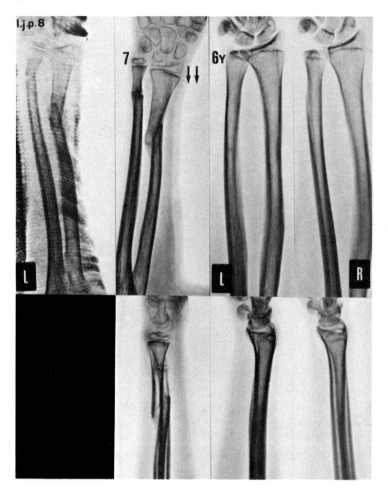

**Abb. 33.** Gezielte Korrektur einer posttraumatischen Radiusverkürzungsfehlstellung. L.J.P., 8 J., m.: distale Vorderarmfraktur links, die in Verkürzungsfehlstellung des Radius ausheilt. Bei der Nachkontrolle nach 6 Jahren zeigen sich die Fugen im gleichen Reifezustand, prämatur. Die Längenrelation zwischen Radius und Ulna ist seitengleich

korrigiert. Vor dem 12. Lebensjahr werden jedoch alle Fehlstellungen bis zu einem Maximum bis zu 80° zuverlässig — zumindest klinisch — vollständig ausgewachsen (Abb. 34). Dieses Korrekturphänomen betrifft Fehlstellungen nach Epiphysenlösungen und nach subkapitalen Frakturen in gleicher Weise. Epiphysenfrakturen selbst sowie auch Wachstumsstörungen nach Epiphysenlösungen konnten wir in diesem Bereich nicht beobachten. Verlängerungen sahen wir, wenn überhaupt, nur bis zum 10. Lebensjahr, Verkürzungen nur nach dem 10. Lebensjahr. Das Ausmaß der Verlängerung oder Verkürzung betrug durchschnittlich 1 cm, ausgenommen 1 Fall mit einer Verkürzung von 3 cm. Diese Verkürzung war nicht auf das Trauma zurückzuführen. Keiner unserer Patienten wies bei der Nachuntersuchung einen hervorstechenden kosmetischen Defekt oder gar eine Funktionseinschrän-

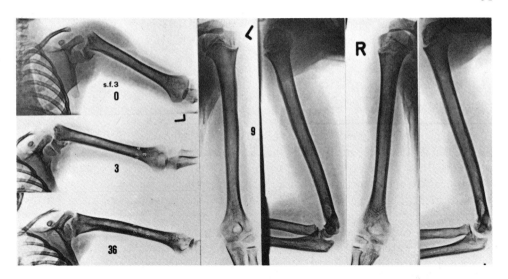

**Abb. 34.** Fehlstellungskorrektur am proximalen Humerus. S.F., 3 J., m.: Ausheilen einer proximalen Humerusfraktur in Fehlstellung von 70°. Bei der Nachkontrolle nach 9 Jahren seitengleiche normale Verhältnisse

kung auf. Bei allen Patienten, die noch radiologisch eine Restdeformierung erkennen ließen, war, wie es auch Budig beschreibt, diese nach distal aus dem Gelenkbereich selbst herausgewachsen.

Die Humerusschaftfrakturen sind an und für sich zu selten, als daß eine aussagekräftige Untersuchung des eigenen Krankenguts möglich gewesen wäre. Anhand von Einzelbeobachtungen schließen wir uns der Ansicht in der Literatur an, daß im Rahmen einer normalen Gipsruhigstellung grobe Fehlstellungen im Schaftbereich weitgehend vermieden werden können und sich dann noch ergebende Fehlstellungen bis zu 30° Abkippung anstandslos im weiteren Wachstum, zumindest bis zum Alter von 12 Jahren, korrigieren [14, 47, 172, 180].

Entgegen den Therapievorschlägen in der Literatur für proximale Epiphysenlösungen und proximale Schaftfrakturen des Humerus empfehlen wir, die enorme Korrekturpotenz in diesem Bereich primär-therapeutisch auszunützen. Wir schlagen deshalb vor, Abkippungen bis zu 70° bis zu einem Alter von 12 Jahren und Abkippungen nach dem 12. Lebensjahr bei radiologisch noch deutlich offenen Fugen bis zu 40° primär zu belassen. Wir würden lediglich vollständig dislozierte und verkürzte Frakturen in Narkose geschlossen reponieren und die Fragmente aufeinander stellen. Die Indikation zur offenen Reposition sehen wir nur bei gleichzeitigen Gefäß- und Nervenschäden oder selten vorhandener Sehneninterposition. Die Indikation zur perkutanen Kirschner-Drahtspickung ist nur bei Patienten mit völlig instabilen Frakturen bei prämaturen Fugen gegeben.

Damit würde einem großen Teil der Patienten eine erhebliche Zahl an unnötigen primären und sekundären Therapien sowie unnötige Röntgenkontrollen erspart: Wir schlagen eine Ruhigstellung im Desault- oder Velpeau-Verband für 3 Wochen vor. Nach dem 1. diagnostischen Röntgenbild müßte erst nach dieser Zeit wieder ein Konsolidationsbild angefertigt werden. Stabile, eingestauchte Frakturen werden natürlich kürzer ruhiggestellt. Die Indikation zu sekundären Eingriffen sollte erst dann gestellt werden, wenn die Wachstumsfuge des proximalen Humerus vollständig geschlossen ist.

*Distaler Humerus suprakondylär*

Hier konnten wir anhand unserer Untersuchungen der suprakondylären Humerusfrakturen die Ansicht in der Literatur ebenfalls bestätigen, daß Fehlstellungen, die entgegen der Bewegungsebene des Ellbogens liegen, wie Varus- oder Valgusfehlstellungen, im weiteren Wachstum nicht mehr korrigiert werden. Hingegen konnten wir nachweisen, daß sich die Antekurvationsfehlstellung, die nach diesen Frakturen häufig anzutreffen ist, im weiteren Wachstum wieder ausgleichen kann: aber nur dann, wenn der Patient noch so viel Wachstumserwartung hat, daß die Fehlstellung – angesichts der nur 20%igen Fuge – nur langsam nach proximal gewachsen wird und sich die Epiphyse dann wieder senkrecht zur Belastungsebene, d.h. in einen Neigungswinkel von 30–40° zur Humerusachse einstellen kann. Die Altersgrenze für diese Korrektur liegt individuell und geschlechtsabhängig zwischen dem 10. und 12. Lebensjahr [113] (Abb. 35, 36).

Die primäre Therapie suprakondylärer Frakturen muß dies berücksichtigen. Da, wie wir nachweisen konnten, ausschließlich der Rotationsfehler – direkt oder indirekt – für die Achsenabweichung in der Frontalebene verantwortlich zu machen ist, muß das wichtigste Ziel der Therapie darin bestehen, einen primären und sekundären Rotationsfehler zu beseitigen. Für suprakondyläre Humerusfrakturen mit einem primären Rotationsfehler sehen wir ausschließlich in der gekreuzten Kirschner-Drahtspickung die Behandlungsmethode, die diesen Anforderungen gerecht wird und die gleichzeitig weitere Röntgenkontrollen und eventuelle Nachrepositionen unnötig macht. Frakturen ohne Rotationsfehler können im Rechtwinkelgips oder in der Blount-Schlinge behandelt werden, wobei eine ideale Stellung in der Sagittalebene (der Funktionsebene des Ellbogens) nicht unbedingt angestrebt werden muß.

*Proximales Radiusende*

Im Gegensatz zu den Angaben in der Literatur konnten wir am proximalen Radiusende eine erhebliche und zuverlässige, nahezu altersunabhängige Fehlstellungskorrektur feststellen [122] (Abb. 37). Dabei spielt es keine Rolle, ob die Fehlstellung nur in 1 oder auch in 2 Ebenen vorhanden war. Dieses Korrekturphänomen steht in krassem Gegensatz zu der ausbleibenden Korrektur der Seit-zu-Seit-Fehlstellung an gleicher Stelle und zu der Beobachtung in der Literatur, daß die Prognose einer Fehlstellung desto besser ist, je näher sie einer hochprozentig wachsenden Fuge liegt. Die nächstliegende Fuge des proximalen Radius ist jedoch nur zu 20% am Längenwachstum beteiligt. Im Gegensatz zu der Antekurvationskorrektur am distalen Humerus, die sehr langsam vor sich geht, erfolgt die Korrektur am proximalen Radiusende außerordentlich schnell: Praktisch alle Fehlstellungen sind innerhalb eines Jahrs auskorrigiert. Auch die in der Literatur angegebene Funktionsabhängigkeit der Fehlstellungskorektur, wie sie suprakondylär deutlich zu sehen ist, kann hier nicht bestätigt werden, da ja eine funktionelle Belastung durch das humeroradiale und

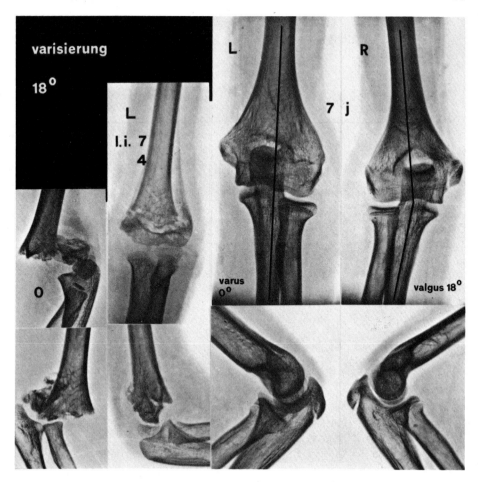

**Abb. 35.** Ausbleibende Korrektur eines Achsenfehlers in der Frontalebene am distalen Humerus. L.I., 7 J., m.: dislozierte suprakondyläre Humerusfraktur, die mit Rotationsfehler und einer dementsprechenden Varusfehlstellung ausheilt. Bis zur Nachuntersuchung nach 7 Jahren ist die Varusfehlstellung unverändert geblieben

ulnoradiale Gelenk in der Frontal- und Sagittalebene fehlt. Unter Umständen kann die Erklärung für ein derartiges Korrekturphänomen darin gesucht werden, daß es sich um eine rein mechanische Aufrichtung handelt, die durch die speziellen Druckverhältnisse im radialen Ellbogenbereich zustande kommt.

Gegen ein primär-therapeutisches Ausnützen dieser Korrekturpotenz im Bereich des proximalen Radiusendes würde, bei erheblichen Abkippungen über 30°, die primäre Bewegungseinschränkung der Prosupination sprechen. Anhand von Einzelbeobachtungen aus unserer z.Z. laufenden prospektiven Studie konnten wir aber feststellen, daß i. allg. diese Bewegungsbehinderung nach 6 Monaten nicht mehr vorhanden ist. Anhand unserer retrospektiven Studie jedoch konnten wir nachweisen, daß sekundäre Bewegungsbehinderungen der Prosupination v.a. bei Patienten zu erwarten sind, deren Frakturen offen oder

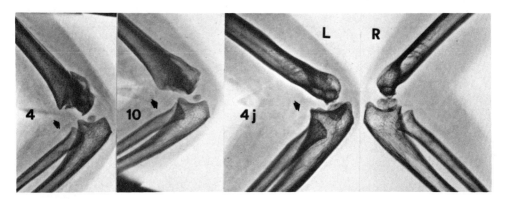

**Abb. 36.** Korrektur des Achsenfehlers in der Sagittalebene (der Funktionsebene des Ellbogens) am distalen Humerus. Die nach suprakondylären Humerusfrakturen häufig anzutreffende Antekurvationsfehlstellung korrigiert sich dann im weiteren Verlauf des Wachstums, wenn der Patient jung genug ist, sodaß sich die Fehlstellung nach proximal wachsen kann und sich die distale Epiphysenfuge wieder entsprechend der Belastungsebene im 30–40°-Winkel zum Schaft einstellen kann

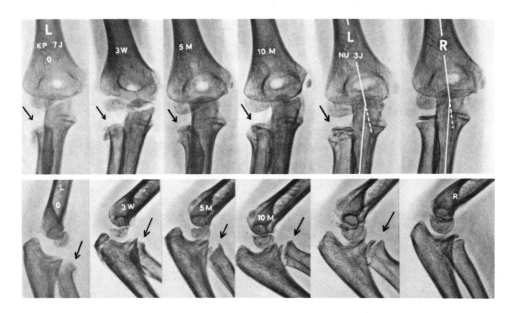

**Abb. 37.** Korrektur von Fehlstellungen in der Frontal- und Sagittalebene am proximalen Radiusende. K.P., 7 J., m.: subkapitale Fraktur des proximalen Radiusendes mit Abkippung von knapp 60°. Innerhalb eines Jahrs erfolgt die vollständige Aufrichtung des Köpfchens. Es verbleibt die der Seit-zu-Seit-Verschiebung entsprechende Verbreiterung des proximalen Radiusendes

auch geschlossen reponiert wurden. Durch die Manipulation wird die posttraumatische Umbaustörung und deren Folge, die Verplumpung und Deformierung von Kopf und Hals verstärkt und führt dadurch zur Bewegungsbehinderung. Die in der Literatur aufgestellte Korrelation von primärer Abkippung zu sekundärer Bewegungseinschränkung konnten wir ausschließen. Wir fordern deshalb, primäre Abkippungen bis zu 60° zu belassen und eine frühzeitige funktionelle Behandlung, nach maximal 14tägiger Ruhigstellung, durchzuführen. Nur vollständig abgerutschte Radiusköpfchen und Seit-zu-Seit-Verschiebungen über halbe Schaftbreite sollten primär offen reponiert werden. Resektionen des Radiusköpfchens sind nur dann erlaubt, wenn proximale und distale Radiusfuge sicher geschlossen sind, da auch bei noch offener distaler Fuge im Falle einer Resektion schwerste Deformierungen des Stumpfs und damit des Gelenks im weiteren Wachstum zu erwarten sind (Abb. 38).

*Proximaler und mittlerer Vorderarm*

Konsolidierte Fehlstellungen in der proximalen Ulna konnten wir nicht beobachten, da sie meist mit einer Luxation oder Luxationsfraktur des Radiusköpfchens einhergehen und deshalb primär weitgehend achsengerecht korrigiert wurden, schon nur um die Begleitverletzung zu behandeln.

Aufgrund von Einzelfällen können wir die Angaben in der Literatur bestätigen, daß im proximalen und mittleren Schaftbereich Achsenknicke, v.a. auch geringgradige, praktisch nicht korrigiert werden und zu erheblichen Einschränkungen der Prosupination führen können [14, 47, 81, 106, 172, 191, 220] (Abb. 39). Dies scheint an dem von Reismann [178] experimentell nachgewiesenen Phänomen zu liegen, daß bei zu geringen Fehlstellungen kein adäquater Reiz für das Periost und die Fugen zur Korrektur besteht, da die die Fugen umgebende Muskulatur und die Epiphyse durch die Fehlstellung nicht genügend alteriert werden. Das entspricht auch den klinischen Beobachtungen Tschernes [220] und anderer Autoren, daß die Korrektur desto besser, je größer und desto schlechter, je kleiner die bei Konsolidation vorhandene Fehlstellung ist.

Primär-therapeutisch besteht deshalb für den proximalen und mittleren Vorderarmbereich die Forderung, eine ideale Stellung der Fragmente anzustreben. Sollte dies auf konservativem Weg nicht möglich sein, muß die Osteosynthese durchgeführt werden. Sekundäre Korrekturen sind sehr erschwert, da persistierende Achsenknicke meist großbogige Deformierungen zur Folge haben und fast nicht operabel sind.

*Distaler Radius und Vorderarm*

Die Korrekturpotenz im distalen Vorderarmbereich ist angesichts der nahen, hochprozentig wachsenden Fuge erheblich. Dies konnten wir mit Hilfe unserer Untersuchungen in Übereinstimmung mit der Literatur ebenfalls bestätigen [125]. Dabei sind wegen zu kleiner Zahlen die tatsächlichen Grenzen dieser Korrekturen v.a. nach dem 10. Lebensjahr nicht exakt zu bestimmen. Anhand unserer Untersuchungen können wird jedoch sagen, daß Korrekturen in beiden Ebenen an Radius und Ulna bis zu 40° bis zu einem Alter von 10 Jahren geschlechtsunabhängig zuverlässig erfolgen. Dabei spielt die Tatsache

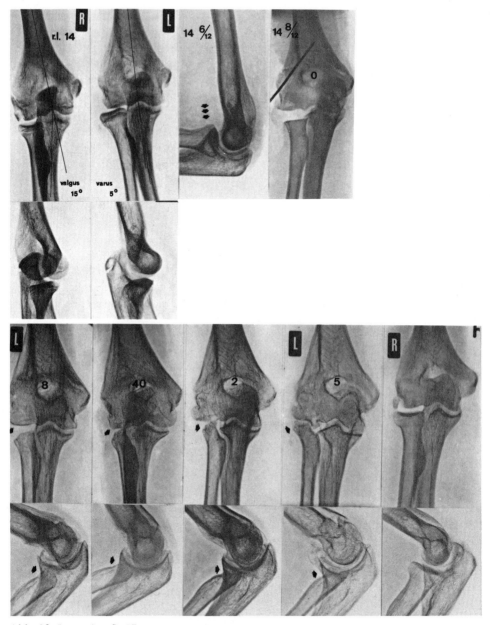

**Abb. 38.** Legende s.S. 57

einer Fehlstellungskombination von Frontal- und Sagittalebene keine Rolle. Ähnlich wie bei den subkapitalen Humerusfrakturen kommt es ab dem 12. Lebensjahr wohl zuverlässig zu einer Verminderung, aber nicht in allen Fällen zu einer vollständigen Korrektur einer bei Konsolidation verbliebenen Fehlstellung. Ein vorzeitiger Verschluß der gesamten Epiphysenfuge nach einer Epiphysenlösung war festzustellen, zeigte jedoch keine Korrela-

**Abb. 38.** Posttraumatische Deformität des proximalen Radiusendes nach vorzeitiger Radius-
köpfchenresektion. R.L., 14 J., m.: Status nach Fraktur des Condylus radialis humeri links,
die zu einem radialen Mehrwachstum mit Varusfehlstellung des Ellbogengelenks geführt hat.
Gleichzeitig kam es zu einer posttraumatischen Verplumpung des proximalen Radiusendes.
Die Verbreiterung des Radiusköpfchens wurde für eine bestehende Prosupinationseinschränkung verantwortlich gemacht und bei Fugenschluß des proximalen Radius die Radius-
köpfchenresektion vorgenommen. Die Nachkontrolle 5 Jahre später zeigt eine erhebliche
Destruktion des humeroradialen Gelenks infolge Weiterwachstums des Radius. Die Resektion war, unabhängig davon, ob indiziert oder nicht, zu früh durchgeführt worden, da die
distale Radiusfuge sicher noch offen gewesen ist

◄──────────────────────────────────────────────

tion zur belassenen Fehlstellung und deren Spontankorrektur. Persistierende sekundäre
Funktionsstörungen aufgrund der bei Konsolidation belassenen Fehlstellung konnten wir
nicht registrieren. In den Verlaufsbeobachtungen war die anfängliche Prosupinationseinschränkung bei Abkippungen über 30° auch hier nach etwa einem halben Jahr stets wieder
verschwunden. Die durchschnittliche Korrekturdauer einer Fehlstellung von 40° in einer
oder beiden Ebenen betrug 2 Jahre (Abb. 40–42).

Die nach Radiusfrakturen auftretende isolierte Verlängerung des Radius gegenüber der
Ulna scheint keinerlei Beschwerden zu verursachen und wird, wie schon vorher besprochen,
um den Wachstumsabschluß herum korrigiert.

Damit steht dem primär-therapeutischen Ausnutzen der Korrekturfähigkeit am distalen
Vorderarm nichts im Wege. Wir empfehlen deshalb, Abkippungen bis zu 40° in beiden

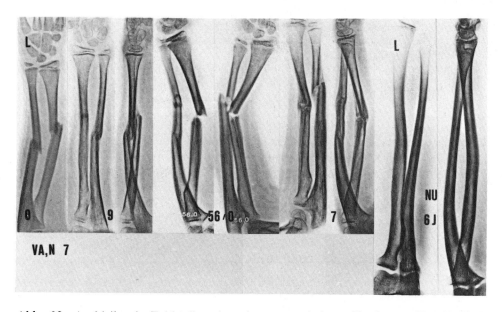

**Abb. 39.** Ausbleibende Fehlstellungskorrektur am mittleren Vorderarm. V.A.N., 7 J.,
w.: Vorderarmfraktur im mittleren Drittel. Refraktur nach 56 Wochen. Ausheilen mit
einem Volarknick von 20° des Radius, der sich bis zur Nachkontrolle nach 6 Jahren in
keiner Weise mehr verändert hatte. Es besteht eine erhebliche Prosupinationseinschränkung

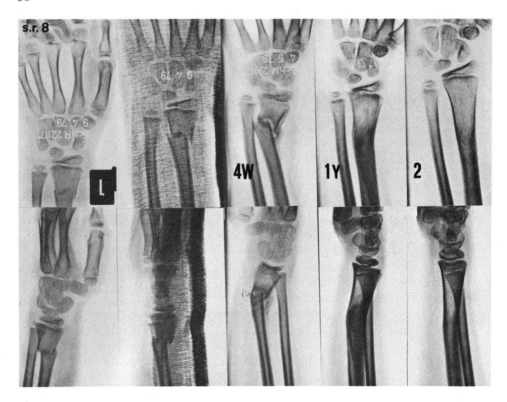

**Abb. 40.** Fehlstellungskorrektur in der Frontal- und Sagittalebene am distalen Radius. S.R., 8 J., m.: distale Radiusfraktur, primär undisloziert. Sekundäre Dislokation in Gips nach dorsal und radial von je 35°, nach einem halben Jahr ist die primäre Bewegungseinschränkung wieder verschwunden. Nach 2 Jahren ist radiologisch und klinisch die Fehlstellung praktisch wieder ausgeglichen. (Die Röntgenbilder dieser Serie wurden uns freundlicherweise von Herrn Dr. R. Christen, FMH Kinderarzt in Thun, zur Verfügung gestellt.)

Ebenen bis zu einem Alter von 10 Jahren primär zu belassen. Ab dem 10. Lebensjahr sind uns die Grenzen der Korrektur noch nicht genügend bekannt, so daß wir in dieser Altersgruppe vorläufig für eine — altersabhängige — ideale Stellung plädieren. Verbleiben aber auch in dieser Altersgruppe Fehlstellungen bei Konsolidation, so sollte die Indikation zur sekundären Therapie erst bei Verschluß der distalen Fuge gestellt werden. Die Indikation

**Abb. 42.** Posttraumatische Deformität nach Wachstumsstörung am distalen Vorderarm. R.I., 11 J., m.: distale Vorderarmfraktur disloziert. Geschlossene Reposition und anschließende Ruhigstellung im Gips. Ausheilen der Fraktur in dorsaler Abkippung von knapp 30° und radialer Abkippung von knapp 20°. Bei der Nachuntersuchung nach 10 Jahren zeigen sich achsengerechte Verhältnisse, seitengleich. Jedoch besteht eine massive Verkürzung des Radius gegenüber der Ulna, die auf einen vorzeitigen Verschluß der gesamten Fuge zurückzuführen ist

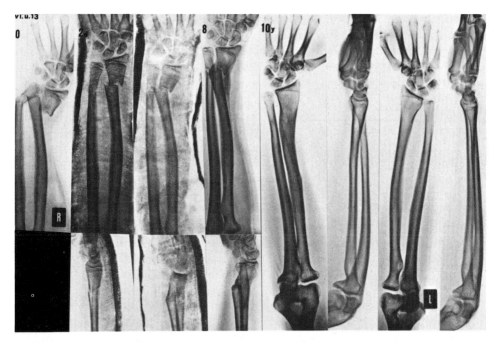

**Abb. 41.** Grenzen der Fehlstellungskorrektur am distalen Vorderarm. V.I.U., 13 J., m.: distale Vorderarmfraktur disloziert. Geschlossene Reposition, sekundäre Dislokation im Gips mit dorsaler und radialer Abkippung von je 25°. Bei der Nachuntersuchung nach 10 Jahren zeigen sich achsengerechte Verhältnisse. Die damalige Seit-zu-Seit-Verschiebung wurde jedoch nicht mehr vollständig korrigiert

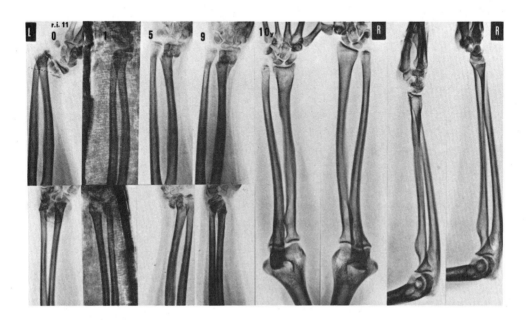

60

zur geschlossenen Reposition in Allgemeinnarkose oder im Leitungsblock, stellen wir, ähnlich wie am proximalen Humerus, nur bei vollständig dislozierten und verkürzten Frakturen. Indikationen zur offenen Reposition sind am distalen Vorderarm praktisch keine gegeben und für die perkutane Kirschner-Drahtspickung nur bei Patienten mit praktisch geschlossenen Fugen. Für Epiphysenlösungen besteht keine Indikation zur Spickung.

*Metacarpalia und Fingerphalangen*

Am Handskelett konnten wir nachweisen, daß die funktionelle Belastung von Periost und Fuge, wie es auch Chamay [29] und Reismann [178] annehmen, doch eine wesentliche Rolle zu spielen scheint. Im Gegensatz zur Literatur mußten wir feststellen, daß so wie suprakondylär am Ellbogen, auch hier keinerlei Korrektur eines Achsenfehlers in der Frontalebene erfolgt, während Achsenfehler in der Sagittalebene, d.h. der Hauptfunktionsebene des Handskeletts, auch bei Jugendlichen mit prämaturen oder sogar geschlossenen Fugen noch korrigiert werden können. Eine exakte Altersabhängigkeit und deren mögliche Begrenzung konnten wir aufgrund unserer Untersuchung nicht feststellen [120] (Abb. 43, 44).

Dementsprechend können auch bei Jugendlichen Achsenfehler in der Bewegungsebene am Handskelett eher außer Acht gelassen werden, während Achsenfehler in der Frontalebene auch bei kleinen Kindern sorgfältig beseitigt werden müssen.

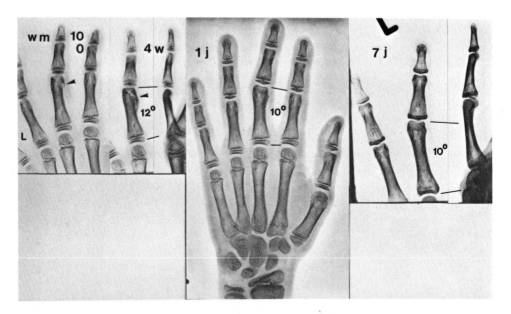

**Abb. 43.** Grenzen der Fehlstellungskorrekturen am Handskelett – Frontalebene. W.M., 10 J., w.: Fraktur des Grundphalanxköpfchens, die nach Gipsruhigstellung in einem Achsenfehler in der Frontalebene von gut 10° ausheilte. Persistieren dieses klinisch deutlich sichtbaren Achsenfehlers bis zur Nachkontrolle nach 7 Jahren, unverändert

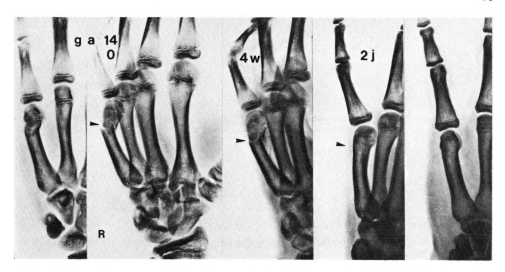

**Abb. 44.** Korrekturen von Fehlstellungen in der Bewegungsebene des Handskeletts, der Sagittalebene. G.A., 14 J., m.: subkapitale Metacarpale-V-Fraktur, die in Fehlstellung von knapp 30° ausheilt. Bei der Nachkontrolle nach 2 Jahren zeigen sich wieder achsengerechte Verhältnisse

## Oberschenkel

Korrekturen im proximalen Bereich sind, wie Abb. 45 zeigt, im Gegensatz zur Literatur, wohl möglich, jedoch besteht hier eine ganz ausgeprägte Altersabhängigkeit schon deshalb, da es sich bei der proximalen Femurfuge um eine nur zu 30% am Längenwachstum des Femur beteiligte Fuge handelt, so daß es außerordentlich lange dauert, bis die Fehlstellung aus dem Gelenkbereich herausgewachsen ist und sich die Epiphyse mit dem Schenkelhals wieder funktionsgerecht zur Belastungsebene eingestellt hat.

Für die Korrektur von Achsenfehlern im mittleren und distalen Drittel können wir aufgrund unserer Untersuchungen der Literatur keine wesentlich neuen Erkenntnisse hinzufügen. Von den Achsenfehlern im mittleren und distalen Schaftbereich haben sich in unserem Krankengut immerhin bis zur Nachuntersuchung 70% der Fehler mit Fehlstellungen bis 30° spontan vollständig korrigiert (Abb. 46). Auch hier war eine deutliche Altersabhängigkeit nachweisbar: Ab dem 10. Lebensjahr erfolgte keine vollständige Korrektur mehr, lediglich Reduzierung der ursprünglichen Fehlstellungen. Im Konsens mit der Literatur konnten auch wir feststellen, daß sich die Rekurvationsfehlstellungen besser korrigieren als Varus und Valgus. Die Valgusfehlstellung korrigierte sich etwas zögernder als die Varusfehlstellung. Deutlich schlechter korrigierte sich die Antekurvationsfehlstellung, d.h. eine Korrektur erfolgt jeweils nur bis 10–15° Fehlstellung. Dann scheint der Korrekturreiz zu klein geworden zu sein, um ein weiteres Korrigieren zu ermöglichen, so daß die Restfehlstellung in diesem Bereich verbleibt [31] (Abb. 47).

Mit Rücksicht auf die posttraumatische Beinlängendifferenz sollten die Korrekturmöglichkeiten der Achsenfehler in der Frontal- und Sagittalebene primär-therapeutisch am Oberschenkel nicht ausgenützt werden. Wie wir schon im Rahmen der Wachstumsstörungen

62

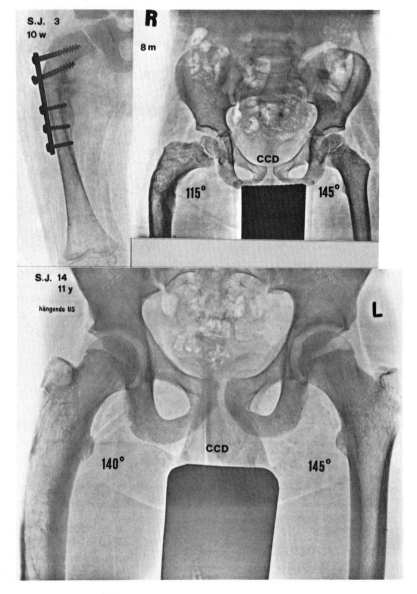

**Abb. 45.** Mögliche Korrekturen in der Frontalebene am proximalen Femur. S.J., 3 J., m.: subtrochantere Femurfraktur, die nach konservativem erfolglosem Behandlungsversuch insuffizient osteosynthetisiert wurde in einer Varusfehlstellung von $30^{\circ}$ gegenüber der Gegenseite. Im weiteren Verlauf konnte jedoch diese Fehlstellung wieder nach distal gewachsen werden und wurde dort weitgehend auskorrigiert. Der Schenkelhals und die proximale Femurepiphyse konnten sich nahezu wieder korrekt zur Belastungsebene einstellen

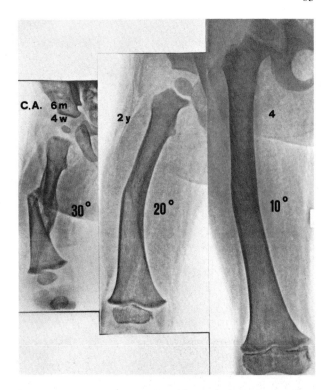

**Abb. 46.** Korrektur in der Frontalebene im mittleren Oberschenkeldrittel. C.A., 6 Monate, m.: quere Fraktur im mittleren Drittel, die in Varusfehlstellung von 30° ausheilte. Zunehmende Korrektur der Varusfehlstellung im Verlauf von 4 Jahren

der totalen Fugenstimulation besprochen haben, empfehlen wir für Oberschenkelfrakturen vor dem 10. Lebensjahr die Hyperextensionsmethode. Damit stellen sich praktisch alle Achsenfehler ohne jede Reposition auf ein tolerables Maß ein. Ab dem 10. Lebensjahr plädieren wir aus sozialen und schulischen Aspekten, wegen der nur noch geringgradig vorhandenen Korrekturpotenzen und der möglichen Beinverkürzung eher für die primäre Osteosynthese. Wir verwenden dazu üblicherweise die dynamische Kompressionsplatte der AO.

Bei verbleibenden Fehlstellungen sollte die Indikation zur sekundären Therapie, wenn irgend möglich, spät gestellt werden, um die Chance der Spontankorrektur so weit wie möglich zu nutzen.

*Unterschenkel*

Im Interesse posttraumatischer Beinlängendifferenzen fordern wir primär-therapeutisch grundsätzlich das Gleiche wie für den Oberschenkel. Wir haben angesichts der ausgedehnten Arbeiten Feldkamps [51, 52] und Kubats [109] vorläufig auf eine Nachkontrolle unserer eigenen Fälle verzichtet.

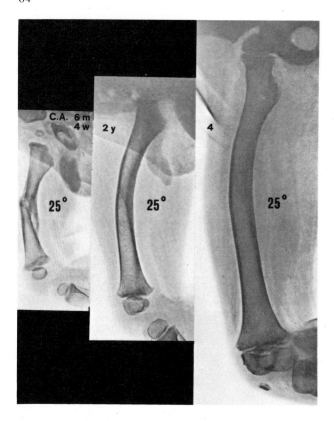

**Abb. 47.** Mangelhafte bis ausbleibende Korrektur der Antekurvationsfehlstellung im mittleren Oberschenkeldrittel. C.A., 6 Monate, m.: Femurschaftfraktur im mittleren Drittel, die in Varus- und Antekurvationsfehlstellung ausheilte. Die Antekurvation bleibt, im Gegensatz zur Korrektur des Varus, (s. Abb. 39) in der Beobachtungszeit von 4 Jahren praktisch unverändert

Primär therapeutisch versuchen wir auch hier keinerlei Korrekturmöglichkeiten auszunützen, was auf konservativem Weg meist sehr gut gelingt. Mögliche Achsenfehler mit Verkürzungen nach isolierten Tibiafrakturen lassen sich meist sehr gut durch Keilen des Gipses beseitigen. Verkürzungen nach Unterschenkelfrakturen behandeln wir in jedem Fall mit einer Extension. Ab dem 10. Lebensjahr plädieren wir auch hier für die Osteosynthese, wenn sich die Stellung nicht auf konservativem Weg auf ein tolerables Maß bringen läßt: d.h. ab dem 10. Lebensjahr keine Verkürzung, kein Achsenfehler in der Frontal- und Sagittalebene und Seit-zu-Seit-Verschiebungen bis maximal einer halben Schaftbreite.

*Metatarsalia und Zehen*

Hier gelten die gleichen Kriterien wie für das Handskelett.

**Korrektur des Rotationsfehlers**

Eine derartige indirekte und ungezielte Korrektur wurde in der Literatur bisher grundsätzlich negiert. Wir konnten erstmalig 1977 anhand unserer Nachuntersuchungen am Oberschenkel solche Korrekturen nachweisen [111]. In der Zwischenzeit haben wir zahlreiche Verlaufsbeobachtungen bis zum Wachstumsabschluß fortführen können [119]. Verbeek [222], Oberhammer [160] und Brouwer [21] haben in den letzten Jahren derartige Korrekturen bestätigt.

Klinisch und radiologisch stellt sich der Rotationsfehler am Oberschenkel in einer vermehrten oder verminderten Antetorsion der Schenkelhälse dar: Der Innenrotationsfehler des distalen Fragments mit vermehrter, der Außenrotationsfehler mit verminderter Antetorsion des zugehörigen Schenkelhalses.

Im Rahmen der physiologischen Detorsionsvorgänge der Schenkelhälse nimmt die Antetorsion von ursprünglich 30–40$^{\circ}$ bei Geburt auf etwa 10–15$^{\circ}$ bei Wachstumsabschluß ab [21, 72, 93, 196, 199 u.a.]. Bei diesen Detorsionen sind v.a. 2 Hauptschübe festzustellen, einmal zwischen dem 5. und 7. Lebensjahr, einmal kurz vor Wachstumsabschluß [93, 111].

Im Rahmen dieser physiologischen Detorsionsvorgänge können Rotationsfehler im Laufe des weiteren Wachstums korrigiert werden: der Außenrotationsfehler durch physiologische Detorsion der unbeteiligten Gegenseite (Abb. 48), der Innenrotationsfehler durch vermehrte Detorsion der betroffenen Seite [111, 112, 115, 119] (Abb. 49). Oberhammer [160] nimmt an, daß auch die Torsionsvorgänge im Schaftbereich selbst einen wesentlichen Einfluß auf die Korrektur des Rotationsfehlers haben.

Oberhammer [160], Verbeek [222] und auch wir selbst [115] nehmen an, daß es sich dabei um indirekte Korrekturmechanismen handelt. Brouwer [21] hingegen vermutet eine direkte Korrektur. Er vertritt die Ansicht, daß durch den Rotationsfehler das proximale Femurfugensystem eine erhebliche Belastungsveränderung erfährt. Die Resultierende der auf die Fuge wirkenden Scherkräfte würde deshalb eine Richtungsänderung des epiphysären Wachstums hervorrufen und so zur direkten gezielten Korrektur des Drehfehlers führen.

Für die klinische Bedeutung eines Rotationsfehlers ist die Zuverlässigkeit seiner Korrektur und das Ausmaß sowie die Häufigkeit möglicher persistierender Fehler ausschlaggebend. Dabei kann man aufgrund unserer eigenen Erfahrungen und den Angaben in der Literatur mit einer vollständigen Korrektur eines posttraumatischen Rotationsfehlers in etwa 60% aller Fälle rechnen. Bei weiteren 25% ist mit einer erheblichen Diminuierung des Rotationsfehlers und bei etwa 15–20% mit seinem Persistieren zu rechnen. Das Ausmaß der Korrektur kann bis zu 25$^{\circ}$ betragen [119].

Damit konzentriert sich das Interesse auf die persistierenden Rotationsfehler, deren Ausmaß und Häufigkeit, da davon ja die weitere Prognose bezüglich einer Früharthrose abhängig ist [229]. Aufgrund der Angaben in der Literatur [21, Hofmann von Kap-Herr zitiert nach 119, 160, 222] liegt das Ausmaß im Durchschnitt zwischen 10 und 20$^{\circ}$, nur in vereinzelten Fällen über 20$^{\circ}$. Wie wir vermuteten [119], und Brouwer [21] anhand einer Nachuntersuchung von 100 erwachsenen Patienten ohne vorgängige Oberschenkelschaftfraktur feststellen konnte, liegt Ausmaß und Häufigkeit dieser sog. persistierenden Rotationsfehler im Rahmen der Häufigkeit und des Ausmaßes idiopathischer Antetorsionsdifferenzen. Brouwer [21] weist mit seiner aufschlußreichen Spätuntersuchung sowohl an Patienten mit idiopathischen Antetorsionsdifferenzen als auch an Patienten, die einen sog. persistierenden

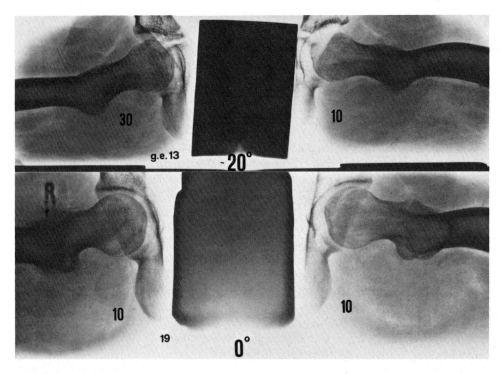

**Abb. 48.** Korrektur eines Außendrehfehlers am Oberschenkel. G.E., 6,5 J., m.: Femurschaftfraktur links. Bei der Kontrolle im Alter von 13 Jahren besteht ein Außenrotationsfehler des distalen Fragments mit verminderter Antetorsion um 20° auf der linken Seite.
Bis zur 2. Nachkontrolle im Alter von 19 Jahren Spontankorrektur dieses Außenrotations-
fehlers durch weiter fortschreitende physiologische Detorsion der unbeteiligten Gegenseite

Rotationsfehler nach Oberschenkelschaftfrakturen im Kindesalter aufwiesen, nach, daß
Antetorsionsdifferenzen in diesem Ausmaß nicht als Präarthrosen aufzufassen sind.

Angesichts seiner Spontankorrektur und idiopathischer Differenzen, verliert der Rotationsfehler am Oberschenkel seine klinische Bedeutung. Seine radiologische Dokumentation, v.a. während der konservativen Behandlung, ist aufwendig und mit einer Vielzahl
an Fehlerquellen verbunden. Aufgrund seiner geringen klinischen Bedeutung kann deshalb
auf seine radiologische Dokumentation verzichtet werden. Es genügt, ihn nach Abheilen
der Fraktur klinisch zu messen. Ein möglicher Rotationsfehler allein stellt damit auch keine
Indikation zur primären Operation dar. Auch für eine sekundäre Korrektur sollten, vorausgesetzt der Patient ist beschwerdefrei, die Korrekturmöglichkeiten des weiteren Wachstums,
v.a. auch der präpubertäre 2. Detorsionsschub abgewartet werden. Nach unserer Erfahrung
können jedoch Rotationsfehler über 30° derartige Beschwerden verursachen, daß eine
Korrektur schon vor Ablauf dieser letzten Detorsionsphase notwendig wird.

Für Rotationsfehler an anderen Stellen des wachsenden Skeletts wurde bisher noch
keine Korrektur nachgewiesen, obwohl an der Tibia als auch am Oberarm ähnliche Tor-
sionsveränderungen wie am Oberschenkelschaft und am Schenkelhals anzunehmen sind.
Dies liegt z.T. an der bisher sehr schwierigen radiologischen Dokumentation eines Rota-

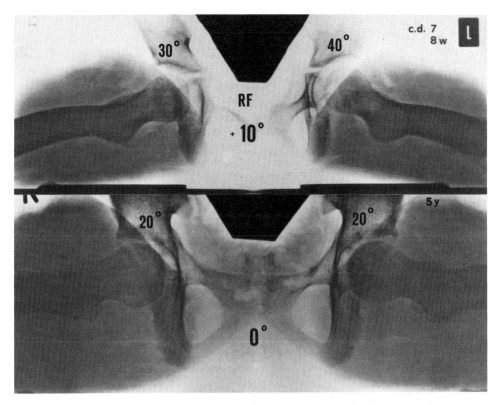

**Abb. 49.** Korrektur eines Innendrehfehlers am Oberschenkel. C.D., 7 J., w.: Status nach Femurschaftfraktur links 8 Wochen zuvor. Ausheilung der Fraktur mit Innenrotationsfehler des distalen Fragments mit vermehrter Antetorsion um 10° auf der linken Seite. Bei der Nachkontrolle nach 5 Jahren Korrektur des Rotationsfehlers durch vermehrte Detorsion der beteiligten Seite

tionsfehlers, z.T. aber auch an der klinischen Bedeutung, v.a. am Unterschenkel und an den Fingerphalangen. An beiden Stellen jedoch ist eine klinische Beurteilung des Rotationsfehlers ohne weiteres möglich, so daß während der Primärbehandlung Rotationsfehler in diesem Bereich korrigiert werden können. Sowohl am Oberschenkel als auch am Oberarm ist jedoch eine direkte klinische Beurteilung primär nicht möglich. Bei Hüfte und Schulter handelt es sich um Gelenke, die Achsenfehler in der Horizontalebene kompensieren können. Daher ist ein Rotationsfehler am Oberarm im posttraumatisch zu findenden Ausmaß bis zu 20° bedeutungslos [113]. Am Vorderarm stellt ein Rotationsfehler an und für sich ein Rotationshindernis dar und muß, um andere Fehlstellungen beseitigen zu können, bei der Reposition automatisch mitkorrigiert werden. Deshalb stellt sich hier von vornherein nie das Problem eines möglichen persistierenden Rotationsfehlers allein.

# V. Schlußbetrachtung

Mit Hilfe unserer Untersuchungen und deren Ergebnisse konnten wir die Erkenntnisse über die Phänomene der Spontankorrekturen verbliebener oder bestehender Fehlstellungen z.T. erweitern, z.T. gleichzeitig zusätzliche Grenzen aufzeichnen. Weiterhin konnten wir feststellen, daß posttraumatische Wachstumsstörungen primär-prognostisch nicht beurteilbar und primär-therapeutisch nur bedingt beeinflußbar, d.h. vermeidbar sind. Damit kann, im Gegensatz zum Erwachsenen, der Begriff der präarthrotischen Deformität nicht in die Indikationsstellung zur primären Therapie einbezogen werden. Wir müssen demnach bei Frakturen am wachsenden Skelett 2 Beurteilungs- und Behandlungsphasen unterscheiden: eine primäre, die sich mit dem Phänomen des Wachstums auseinanderzusetzen hat und dessen Vor- und Nachteile einkalkulieren muß, und eine sekundäre, in der erst dem Phänomen der Präarthrose Rechnung getragen werden kann und muß.

## Phase I

Die günstigen Einflüsse des Wachstums, die Fehlstellungskorrekturen, betreffen ausschließlich Schaftfrakturen. Wenn wir auch wissen, daß sich Gelenkstufen und -fehlstellungen im weiteren Wachstum wieder spontan korrigieren können (s. Abb. 23), so ist uns über die Grenzen derartiger Korrekturen noch zu wenig bekannt, um sie in die primäre Therapie miteinbeziehen zu dürfen.

Im Interesse der posttraumatischen Beinlängendifferenzen sollte, wie gesagt, außer – in gewissem klinisch tragbaren Rahmen – dem Rotationsfehler am Oberschenkel, kein Achsenfehler an den unteren Extremitäten der weiteren Wachstumskorrektur überlassen werden. An den oberen Extremitäten kann und soll jedoch das Phänomen der Spontankorrektur, soweit wir dessen Grenzen kennen, voll ausgenützt werden.

Prognostische Faktoren sind hierbei eindeutig die Lokalisation der Fehlstellung und das Alter des Patienten bei Fraktur. Je höher der Wachstumsanteil der nächstliegenden Fuge und je näher die Fehlstellung dieser Fuge liegt, desto besser ist die Korrekturprognose.

Weiterhin spielt die Funktion des nächstliegenden Gelenks eine erhebliche Rolle: je determinierter die Funktionsebene eines Gelenks, desto schlechter erfolgen Korrekturen von Fehlstellungen, die senkrecht zu dieser Bewegungsebene stehen.

Hochprozentig wachsende Fugen (jeweils an den Enden der oberen Extremität) verknöchern sehr spät. So kann man Fehlstellungen in deren Nähe eine Altersbegrenzung der zuverlässigen Korrektur bis zum 12. Lebensjahr zubilligen. Bei den niedrigprozentig wachsenden Fugen um den Ellbogen ist eine Zuverlässigkeit höchstens bis zum 12. Lebensjahr gewährleistet.

Diesen Regeln entsprechend werden Fehlstellungen im proximalen und mittleren Vorderarmbereich nicht oder kaum korrigiert. Ebenso erfahren Achsenfehler am distalen Humerusschaft in der Frontalebene überhaupt keine und in der Sagittalebene nur eine langsame Korrektur.

Eine Ausnahme von all diesen Regeln macht das proximale Radiusende. Der Wachstumsanteil der proximalen Radiusfuge beträgt nur 20%. Vom radioulnaren und radiohumoralen

Gelenk aus fehlt eine funktionelle Korrekturstimulation, und die Korrektur von Fehlstellungen erfolgt praktisch unabhäng vom Alter bei Fraktur auch noch zwischen dem 10. und 12. Lebensjahr und unabhängig von der Wachstumsgeschwindigkeit der proximalen Radiusfuge in einem erheblichen Maße. Seit-zu-Seit-Verschiebungen hingegen, die an den oberen Extremitäten sonst an allen Stellen gut korrigiert werden, bleiben am proximalen Radiusende unabhängig vom Alter unverändert bestehen.

Bei den Nachteilen des Wachstums, den Wachstumsstörungen, können wir bezüglich der klinischen Bedeutung grundsätzlich 2 Gruppen unterscheiden: stimulative und hemmende Wachstumsstörungen.

Die stimulative Wachstumsstörung ist nach allen Frakturen im Wachstumsalter, zumindest während der eigentlichen Wachstumsphase, zu erwarten. Deren Dauer und das Ausmaß ihrer Folgen ist von den Reparations- und Umbauvorgängen um die Fraktur abhängig und damit zeitlich begrenzt. Dadurch ist eine bedingte therapeutische Beeinflussung möglich: durch Herabsetzen der Reparations- und Remodellingsvorgänge. Bei den partiellen Stimulationen ist sogar ein direktes Vermeidungen durch Verkürzung der Konsolidationszeiten möglich, dies kann durch Kompression der Fraktur erreicht werden. Die Folgen der partiellen Stimulation lassen sich also vollständig vermeiden und die der totalen Stimulation in einem tolerablen Rahmen halten.

Die Folgen des partiellen oder totalen Fugenverschlusses sind demgegenüber wesentlich schwerwiegender, da sie bis zum Wachstumsabschluß zunehmen. Im Vergleich zu den stimulativen Wachstumsstörungen fehlt hier jede direkte, zuverlässige, therapeutische Beeinflussung. Als erleichternder Faktor ist jedoch zu nennen, daß diese Wachstumsstörungen gegenüber den stimulativen Wachstumsstörungen außerordentlich selten sind: zum einen von der Läsion her, in deren Rahmen sie auftreten können, und zum anderen wiederum von der Häufigkeit innerhalb dieser Läsionen. Je näher die Fraktur einem Gelenk liegt, desto größer wird die Gefahr einer Verletzung der epiphysären Gefäße und einer damit verbundenen hemmenden Wachstumsstörung. Am gefährdetsten sind ohne Zweifel die Gelenkfrakturen selbst. Im Gegensatz zum Erwachsenen sind Gelenkfrakturen im Wachstumsalter jedoch sehr selten, da die Epiphysenfuge selbst eine gewisse gelenkschützende Pufferfunktion hat. Innerhalb der periartikulären Knochenläsionen ist mit einer Häufigkeit der hemmenden Wachstumsstörungen von insgesamt knapp 10% zu rechnen.

Für diese 1. Behandlungsphase stehen uns 3 Behandlungsverfahren zur Verfügung: die operative, halbkonservative und konservative Therapie.

1. Für die operative Behandlung stellt sich v.a. die Indikation bei dislozierten Gelenkfrakturen, da die Rekonstruktion des Gelenks so optimal als möglich erfolgen sollte, was auf konservativem Weg ohne zusätzliche Schäden nicht durchgeführt werden kann. Daher ist diese Indikation vom Ausmaß der Dislokation, also vom Befund, abhängig und damit eher als absolut anzusehen. Im Gegensatz dazu stehen die Schaftfrakturen, da hier die Indikation zur operativen Behandlung altersabhängig ist: Je jünger der Patient und je mehr Korrekturfähigkeit vorhanden, desto relativer wird die Indikation zur Operation. Selbstverständlich ist die Indikation zur operativen Behandlung von Schaftfrakturen bei offenen Verletzungen II.–III. Grads, zusätzlichen Nerven- und Gefäßläsionen, zusätzlichem Schädel-Hirn-Trauma, irreponiblen Frakturen wegen Interpositums und evtl. bei Mehretagenbrüchen gegeben.

2. Ähnliches gilt auch bei der Indikationsstellung zu den halbkonservativen Verfahren, d.h. den Extensionen und den perkutanen Kirschner-Drahtspickungen mit zusätzlicher

Gipsruhigstellung. Bei ersteren ist die Indikation immer dann gegeben, wenn eine sofortige geschlossene Reposition und Retention einer dislozierten Schaftfraktur auf konservativem Weg nicht möglich ist und sie mit Hilfe der Extension in einen altersentsprechend tolerablen Rahmen gebracht werden kann, ohne daß wesentliche Spätschäden zurückbleiben. Für die perkutane Kirschner-Drahtspickung ist altersunabhängig im Wachstumsalter immer dann die Indikation gegeben, wenn eine sofortige geschlossene Reposition wohl möglich ist, aber die Retention des Repositionsergebnisses auf konservativem Weg nicht gewährleistet werden kann. Als typische Fraktur für die gekreuzte Kirschner-Drahtspickung ist die suprakondyläre dislozierte Humerusfraktur zu nennen. Für die Extensionsverfahren kommen v.a. dislozierte Ober- und Unterschenkelfrakturen bis zum 10.–12. Lebensjahr in Frage.

3. Aufgrund unserer Ergebnisse ist nicht nur eine differenziertere Indikation zur konservativen Therapie, sondern auch innerhalb der konservativen Therapieverfahren möglich: liegt das Fehlstellungsausmaß einer Schaftfraktur im tolerablen Rahmen der Spontankorrekturfähigkeit (alters- und lokalisationsabhängig), so erübrigt sich grundsätzlich eine primäre geschlossene oder offene Reposition. Die Behandlung bestünde dann ausschließlich in der Schmerzbehandlung in Form der Gipsruhigstellung. Aber auch Gelenkfrakturen können und sollen, wenn sie undisloziert und/oder außerhalb des Hauptbelastungsbereichs liegen (befundabhängig), konservativ behandelt werden.

Das Ziel der primären Therapie von Frakturen am wachsenden Skelett kann also angesichts von spontanen Fehlstellungskorrekturen und mehr oder weniger therapeutisch unbeeinflußbaren Wachstumsstörungen nicht darin bestehen, präarthrotische Deformitäten zu beseitigen. Die primäre Therapie sollte deshalb die Phänomene des Wachstums zugunsten des Patienten ausnützen ohne sie zu strapazieren und darauf ausgerichtet sein, bezüglich sekundärer Präarthrosen die besten Voraussetzungen zu schaffen. Diese bestehen zum einen darin, das Ausmaß möglicher Ausheilungsbrücken nach dislozierten Gelenkfrakturen zu vermindern, und zum anderen, mögliche zusätzliche Schäden durch unnötige therapeutische Maßnahmen zu vermeiden.

*Phase II*

Ihr kommt bei der Beurteilung und Behandlung von Frakturen am wachsenden Skelett eine außerordentlich wichtige Rolle zu. Hier geht es darum, die Spontankorrekturen von Fehlstellungen zu kontrollieren und gleichzeitig das Auftreten und die Folgen möglicher Wachstumsstörungen rechtzeitig zu erfassen und zu behandeln.

Durch entsprechend groß angelegte retrospektive Studien ließe sich zumindest das Wissen um Spontankorrekturen, deren Grenzen und Zuverlässigkeit wesentlich erweitern. Damit sollten sekundäre Therapien wegen persistierender Achsenfehlstellungen nicht mehr notwendig sein.

Die sekundäre Behandlung von Frakturen bestünde dann einerseits aus der Nachkontrolle aller Frakturen in Hinsicht auf möglicherweise auftretende Wachstumsstörungen irgendeiner Art und andererseits aus der aktiven Beseitigung oder Prophylaxe auftretender oder drohender Deformitäten. Dabei spielt es keinerlei Rolle, ob es sich um Status nach Schaftfrakturen, gelenknahe Frakturen oder gar Gelenkfrakturen selbst handelt: in irgendeiner Form ist nach jeder knöchernen Läsion im Wachstumsalter eine der möglichen Wachstumsstörungen zu erwarten. Deren Folgen sollten nach allen Frakturen bis zu 2 Jahren nach dem Trauma bzw. bis zum Wachstumsabschluß kontrolliert werden. Dazu genügt es i. allg. vollständig, klinische Kontrollen durchzuführen und eine radiologische Dokumentation nur dann vorzunehmen, wenn daraus eine aktive therapeutische Konsequenz gezogen werden soll.

Für die 2. Behandlungsphase kommen neben den aspektativen klinischen Kontrollen nur operative Korrekturmaßnahmen in Frage, um persistierende oder sekundäre Fehlstellungen zu beseitigen bzw. drohende Fehlstellungen durch Brückenresektionen prophylaktisch zu behandeln. Dabei muß oft der mögliche Aufwand der primären Therapie und deren Ergebnisse gegen die Möglichkeit späterer Komplikationen, deren sekundären Behandlungsaufwand und deren Ergebnisse gegeneinander abgewogen werden.

Aufgrund dieser Überlegungen erübrigt es sich im Prinzip, eine Einteilung kindlicher Frakturen, insbesondere der Epiphysenfugenläsionen, vornehmen zu wollen.

Aus klinischer Sicht bietet es sich an, lediglich in Gelenkläsionen und Schaftfrakturen zu unterteilen, da nur zwischen diesen beiden Verletzungsformen ein indikativer und technischer Unterschied in der primären Therapie besteht. Dabei sind zu den Schaftfrakturen die Epiphysenlösungen und zu den Gelenkläsionen die Epiphysenfrakturen zu rechnen [118] (s. Abb. 4).

Aber keine aller möglichen Einteilungen kann es demjenigen, der sich mit der Behandlung von Frakturen am wachsenden Skelett beschäftigt, ersparen, sich mit den Vor- und Nachteilen des Wachstums, d.h. dem Phänomen des Wachstums an und für sich, intensiv auseinanderzusetzen.

Die Aufgabe der nächsten Jahre muß es sein, den Phänomenen des Knochenwachstums in klinischen und experimentellen Arbeiten weiter nachzuforschen, um die primäre Therapie zuverlässiger und differenzierter gestalten zu können. Es wird jedoch auch notwendig sein, die Ergebnisse und Probleme der sekundären Therapien zu durchleuchten und den Begriff der Präarthrose einzuengen, denn gerade am wachsenden Skelett bedeutet eine radiologisch sichtbare sog. präarthrotische Deformität nicht immer, daß es sich tatsächlich um eine Präarthrose handelt. Die Antwort auf diese Fragen kann nur durch multizentrische, interdisziplinäre retro- und prospektive Studien erbracht werden.

# VI. Zusammenfassung

Es wurden die Ergebnisse zahlreicher retrospektiver Studien aus den letzten 7 Jahren zusammengefaßt und mit der Literatur verglichen. Es wird festgestellt, daß sich sämtliche posttraumatischen Fehlstellungen, inklusive Rotationsfehler, im weiteren Wachstum wieder spontan korrigieren können. Dabei ist zu bemerken, daß v.a. an den oberen Extremitäten Fehlstellungskorrekturen ohne relevante Spätschäden erfolgen. Es wird deshalb gefordert, die alters- und lokalisationsabhängigen Korrekturmechanismen an den oberen Extremitäten auch primär-therapeutisch auszunützen. Im Interesse posttraumatischer Beinlängendifferenzen sollte darauf jedoch an den unteren Extremitäten verzichtet werden. Bezüglich der Wachstumsstörungen wird grundsätzlich festgestellt, daß außer der partiellen Stimulation keine direkt therapeutische zuverlässige Beeinflussung, d.h. Vermeidbarkeit der Wachstumsstörungen und deren Folgen, besteht. Da die stimulative Wachstumsstörung zeitlich begrenzt ist, kann durch indirekte therapeutische Beeinflussung das Ausmaß der Folgen dieser Wachstumsstörung in einem klinisch tolerablen Rahmen gehalten werden. Die Wachstumsstörung des partiellen oder totalen Epiphysenfugenverschlusses wird auf Gefäßläsionen zurückgeführt. Diese sind primär-diagnostisch nicht feststellbar und damit therapeutisch auch nicht beeinflußbar. Derartige Gefäßläsionen mit konsekutiver Wachstumsstörung können nach allen periartikulären Knochenläsionen auftreten. Es wird deshalb empfohlen, unnötige operative Maßnahmen in diesem Bereich zu unterlassen, um nicht noch zusätzliche Gefäßschäden mit den entsprechenden Folgen zu provozieren. Grundsätze der Indikationsstellung für die einzelnen Behandlungsverfahren werden besprochen.

# VII. Literatur

1. Aitken AP (1940) Overgrowth of the femoral shaft following fracture in children. Am J Surg 49:147
2. Aitken AP, Magill HK (1952) Fractures involving the distal femoral epiphyseal cartilage. J Bone Joint Surg (Am) 34:96
3. Aitken AP, Smith L, Blackett CW (1943) Supracondylar fractures in children. Am J Surg 59:161
4. Anderson M, Green WT, Messner MB (1973) Growth and predictions of growth in the lower extremities. J Bone Joint Surg (Am) 45:1
5. Ansorg P, Grander G (1979) Behandlung und Ergebnisse nach schultergelenksnahen Oberarmbrüchen im Wachstumsalter. Beitr Orthop Traumatol 25:12
6. Ansorg O, Graner G (1980) Behandlung und Ergebnisse nach Epiphysenverletzungen am distalen Unterschenkel im Wachstumsalter. Beitr Orthop Traumatol 27:95
7. Barfod B, Christensen J (1958/59) Fractures of the femoral shaft in children with special reference to subsequent overgrowth. Acta Chir Scand 116:235
8. Baumann E (1975) Spezielle Frakturen- und Luxationslehre. In: Nigst H (Hrsg) Ellbogen, Bd II/I. Thieme, Stuttgart, S 71
9. Beck E (1966) Brüche des radialen Oberarmcondylus bei Kindern. Arch Orthop Trauma Surg 60:340
10. Becks H, Asling CW, Collins DA, Simpson ME, Evans HM (1948) Change with increasing age in the ossification of the third metacarpal of the female rat. Anat Rec 100:577
11. Bennek J, Steinert V (1966) Knochenwachstum nach deform verheilten Unterschenkelschaftfrakturen bei Kindern. Zentralbl Chir 91:633
12. Bisgard JD (1953) Principles in the treatment of fractures in children. North Carol Med 14:49
13. Blomquist E, Rudström P (1943) Über Femurfrakturen bei Kindern unter besonderer Berücksichtigung des gesteigerten Längenwachstums. Acta Chir Scand 88:267
14. Blount WP (1957) Knochenbrüche bei Kindern. Thieme, Stuttgart
15. Gedeckte Bohrdrahtosteosynthese kindlicher supracondylärer Oberarmbrüche. Chir Prax 4:397
16. Böhler J (1961) Behandlung der supracondylären Oberarmbrüche bei Kindern und Jugendlichen. Z Unfallheilkd 64:1
17. Bösch J (1977) Kann man Knochenwachstum anregen? Arch Orthop Trauma Surg 87:1
18. Boettger I, Paulau V (1972) Beitrag zur operativen Behandlung kindlicher Frakturen. Zentralbl Chir 97:1385
19. Brinkmann WH, Jung H, Fischer HJ (1973) Grundsätzliches zur Behandlung von Knochenbrüchen im Wachstumsalter. Bruns Beitr Klin Chir 220:186
20. Brodin H (1955) Longitudinal bone growth. The nutrition of the epiphyseal cartilage and the local blood supply. Acta Orthop Scand (Suppl) 20
21. Brouwer KJ (1981) Torsional deformities after fractures of the femoral shaft in childhood. Acta Orthop Scand (Suppl) 195
22. Brückl R (1977) Minimalosteosynthese bei Jugendlichen. Arch Orthop Trauma Surg 90:113
23. Brunner C (1978) Die Extensionsbehandlung nach Weber bei der Femurschaftfraktur beim Kind. Z Kinderchir 23:195
24. Bucher O (1970) Cytologie, Histologie und mikroskopische Anatomie des Menschen. Huber, Bern Stuttgart Wien

25. Buck P, Folschveiller J, Jenny G (1966) Über die Behandlung von 376 Vorderarm-brüchen bei Kindern. Hefte Unfallheilkd 89:51
26. Budig H (1958) Endergebnisse bei Epiphysenlösungen und Oberarmbrüchen am proximalen Ende bei Kindern und Jugendlichen. Arch Orthop Trauma Surg 49:521
27. Burdick CG, Siris JE (1923) Fractures of the femur in children, treatment and results in 268 cases. Ann Surg 77:736
28. Campbell CJ, Grisolia A, Zanconato G (1959) The effects produced in the cartilaginous epiphyseal plate of immature dogs by experimental surgical trauma. J Bone Joint Surg (am) 41:1221
29. Chamay A, Tschantz P (1972) Mechanical influences in bone remodelling. Experimental research on Wolff's Law. J Biomech 5:173
30. Chigot JP (1958) Croissance et traumatisme (Generalities). Proc Soc Intern Chir Orthop Traumat Congr 1957. Imprimerie de Sciences, Bruxelles, p 356
31. Chigot JP (1958) Etude clinique analytique des suites lointaines des fractures chez l'enfant. Proc Soc Intern Chir Orthop Traumat Congr 1957. Imprimerie de Sciences, Bruxelles, p 418
32. Conolly JF, Hahn H, Davy D (1978) Fracture healing in weight-bearing and non-weight-bearing bones. J Trauma 18:766
33. Cooperman DR, Spiegel PG, Laros GS (1978) Tibial fractures involving the ankle in children. The so-called triplane epiphyseal fracture. J Bone Joint Surg (Am) 60:1040
34. Cotta H (1977) Reaktionsmöglichkeiten der Wachstumsfuge unter pathologischen Bedingungen. Z Orthop 115:547
35. Cotta H, Rauterberg K (1979) Physiologie und Pathologie der Wachstumsfuge. Z Orthop 117:1
36. Dale GG, Harris WR (1958) Prognosis of epiphyseal separation. J Bone Joint Surg (Br) 40:116
37. Indikationen zur konservativen und operativen Knochenbruchbehandlung — Besonderheiten beim Kinde. Langenbecks Arch Chir 337:425
38. Daum R, Metzger E, Kürscher J, Hecker WC (1969) Analyse und Spätergebnisse kindlicher Femurschaftfrakturen. Arch Orthop Trauma Surg 66:18
39. Debrunner AM (1974) Frakturen im Kindesalter. Konservative oder operative Therapie? Zentralbl Chir 99:641
40. Digby KH (1915) The measurement of diaphyseal growth in the proximal and distal directions. J Anat Physiol 50:187
41. Dingemann RD, Shaver GB (1978) Operative treatment of displaced Salter-Harris III distal tibia fractures. Clin Orthop 135:101
42. Draenert K, Allgöwer D, Meyer S, Willenegger H (1978) Verletzungen des distalen kindlichen Humerus. Z Kinderchir 23:107
43. Düben W (1972) Frakturen des Ellbogengelenkes. Z Kinderchir (Suppl) 11
44. Düben W, Gelbke H (1956) Epiphysendurchnagelungen. Z Orthop 87:108
45. Duran H, Fernandez L, Abellanas M, Castesana FG, Canellas G (1977) Epiphysenverletzungen am distalen Unterschenkel. Z Orthop 115:850
46. Ecke H (1972) Traumatische Veränderungen an der Wachstumsfuge, ihre Behandlung und Prognose. Z Kinderchir (Suppl) 11
47. Ehalt W (1961) Verletzungen bei Kindern und Jugendlichen. Enke, Stuttgart
48. El-Sharkawi AH, Fattah HA (1965) Treatment of displaced supracondylar fractures of the humerus in children in full extension and supination. J Bone Joint Surg 47:273
49. Enlow DH (1963) Principles of bone remodelling. Thomas, Springfield/Ill
50. Eulert J, Thomas W (1980) Der partielle Verschluß der Epiphysenfuge. Enke, Stuttgart. (Bücherei des Orthopäden, Bd 25).
51. Feldkamp E, Häusler U, Daum R (1977) Verlaufsbeobachtungen kindlicher Unterschenkelschaftbrüche. Unfallheilkunde 80:139

52. Feldkamp G, Krastel A, Braus T (1978) Welche Faktoren beeinflussen die Wachstums-phänomene nach kindlichen Schaftbrüchen? Unfallheilkunde 81:96
53. Fick H (1941) Die Bedeutung des Epiphysenknorpels für die Entwicklung der Spon-giosaarchitektur im proximalen Femurende. Gegenbaurs Morphologisches Jahrbuch, Bd 85, S 115
54. Fischer H (1977) Gliedmaßenverletzungen bei Kindern, insbesondere Frakturen. Aktuel Traumatol 7:227
55. Flach A, Kudlich H (1962) Das Längenwachstum des Röhrenknochens nach Schaft-frakturen an der unteren Extremität bei Kindern und Jugendlichen. Zentralbl Chir 87:2145
56. Flach A, Geisbe H, Fendel H (1967) Wachstumsveränderungen nach Frakturen der Extremitäten im Kindesalter. Z Kinderchir 4:58
57. Ford LT, Canales GM (1960) A study of experimental trauma and attempts to stimulate growth of the lower femoral epiphysis in rabbits — III. J Bone Joint Surg (Am) 42:439
58. Frost HM (1963) Bone remodelling dynamics. Thomas, Springfield/Ill
59. Gandhi RK, Wilson P, Brown JJM, Macleod W (1962) Spontaneous correction of deformity following fractures of the forearm in children. Br J Surg 50:5
60. Gelbke H, Ebert G (1953) Tierexperimentelle Studie an der verletzten Epiphysen-fuge. Z Orthop 83:201
61. Goff CW (1960) Surgical treatment of unequal extremities. Thomas, Springfield/Ill
62. Graham HA (1967) Supracondylar fractures of the elbow in children, Part 1/2. Clin Orthop 54:85
63. Green WZ, Anderson M (1957) Epiphyseal arrest for the correction of discrepancies in leg length of the lower extremities. J Bone Joint Surg (Am) 39:853
64. Greve HE, Niemann F (1966) Wachstumsstörungen nach Frakturen im Kindesalter. Bruns Beitr Klin Chir 212:185
65. Greville NR, Ivins JC (1957) Fractures of the femur in children. Am J Surg 93:376
66. Greville NR, Janes JM (1957) An experimental study of overgrowth after fractures. Surg Gynecol Obstet 105:717
67. Grob M (1957) Lehrbuch der Kinderchirurgie. Thieme, Stuttgart
68. Grossenbacher H (1982) Die proximale Humerusfraktur im Wachstumsalter. Disserta-tion, Universität Basel
69. Gruber R, Laer LR von (1979) Zur Ätiologie der Refraktur des Vorderarmes im Wachstumsalter. Aktuel Traumatol 9:251
70. Häring M (1980) Tierexperimentelle Untersuchungen zur Traumatologie der Wachs-tumsfuge. Habilitationsschrift, Universität Freiburg
71. Härle A, Lilleby H, Hermann F (1981) Axial deviations caused by growth after frac-ture of the proximal tibial metaphysis and surgical treatment. In: Chapchal G (ed) Fractures in children. Thieme, Stuttgart New York, pp 62
72. Hamacher P (1974) Röntgenologische Normalwerte des Hüftgelenkes. Orthop Prax 10:23
73. Hansson LJ (1967) Daily growth in length of diaphysis measured by oxytetracycline in rabbit normally and after medullary plugging. Acta Orthop Scand (Suppl) 101
74. Hansson LJ, Suden G, Wiberg G (1968) Neue Aspekte über den Längenwuchs der Röhrenknochen. Z Orthop 104:457
75. Hansson LJ, Stenström A. Throngren KG (1976) Effect of fracture in longitudinal bone growth in rats. Acta Orthop Scand 600:47
76. Hedström O (1969) Growth stimulation of long bones after fractures or similar trauma. A clinical and experimental study. Acta Orthop Scand (Suppl) 22
77. Hefti F, Jakob RP, Laer LR von (1981) Frakturen des Condylus radialis humeri bei Kindern und Jugendlichen. Orthopädie 10:274
78. Henrikson B (1969) Isolated fractures of the neck of the radius in children. Acta Orthop Scand 40:247

76

79. Hildebrandt G (1965) Spätergebnisse konservativ behandelter Oberschenkelfrakturen bei Kindern. Z Gesundheitswes 20:1528

80. Hipp E (1963) Traumatische Epiphysenlösungen. Med Klin 58:1161

81. Högström H, Nilsson BE, Willner S (1976) Correction with growth following diaphyseal forearm fracture. Acta Orthop Scand 47:299

82. Hoffmann-Daimler S (1969) Der Einfluß mechanischer Kräfte auf die entwicklungsbedingte Knorpelverknöcherung. Z Orthop 106:782

83. Hofmann S (1965) Die Fraktur des Condylus radialis humeri im Kindesalter. Chir Prax 9:405

84. Gestrichen

85. Hoyer A (1952) Treatment of supracondylar fractures of the humerus by skeletal traction in a abduction splint. J Bone Joint Surg (Am) 34:623

86. Hüner H, Windhövel L (1967) Funktionsangepaßte Frakturheilung bei Kindern. Langenbecks Arch Klin Chir 319:423

87. Hughston JC (1962) Fractures of the forearm in children. J Bone Joint Surg (Am) 44:1678

88. Hupfauer W, Balau J (1971) Die konservative Behandlung kindlicher Oberschenkelfrakturen und ihre Ergebnisse. Unfallheilkd 74:441

89. Hutschinson WJ, Burdeaux BD (1954) The influence of static on bone growth. Surg Gynecol Obstet 99:413

90. Irving MH (1964) The blood supply of the growth cartilage in young rats. J Anat 98:631

91. Jackson DW, Cozen L (1971) Genu valgum as a complication of proximal tibial metaphyseal fractures in children. J Bone Jount Surg (Am) 53:1571

92. Jani L (1972) Die Distraktionsepiphyseolyse. Tierexperimentelle Studie zum Problem der Beinverlängerung. Habilitationsschrift, Universität Basel

93. Jani L (1979) Idiopathic anteversion of the femoral neck. Int Orthop 2:283

94. Jani L (1981) Indications of operativ treatment of fractures in children and adolescents. In: Chapchal G (ed) Fractures in children. Thieme, Stuttgart New York, pp 105

95. Jani L, Herzog B, Dick W (1978) Die Operationsindikation bei den Epiphysenfugenverletzungen. Z Kinderchir 23:186

96. Johnson JTH, Southwick WO (1960) Growth following transepiphyseal bone grafts. J Bone Joint Surg (Am) 42:1381

97. Judet J, Judet R, Lefranc J (1962) Fracture du col radial chez l'enfant. Ann Chir 6:1377

98. Jungbluth KH (1976) Osteosynthese am kindlichen Ellbogengelenk. Z Kinderchir 19:66

99. Karaharju EO, Ryöppy SA, Mäkinen RJ (1976) Remodelling by asymmetrical epiphyseal growth. J Bone Joint Surg (Br) 58:122

100. Kember NF (1960) Cell division in enchondral ossification. A study of cell proliferation in rat bones by the method of tritiated Thymmidine autoradiography. J Bone Joint Surg (Br) 42:824

101. Keyl W, Wirth CJ (1978) Folgezustände nach Frakturen und Luxationen des Ellbogengelenkes im Kindesalter. Orthop Prax 14:122

101a. Klapp F (1981) Diaphysäre und metaphysäre Verletzungen im Wachstumsalter. Hefte Unfallheilkd 152

102. Klapp F, Arfeen N, Hertel P, Schweiberer L (1974) Ergebnisse nach konservativer Behandlung der Oberschenkelschaftfraktur im Kindesalter. Aktuel Traumatol 4:205

103. Klapp F, Eitel F, Dambe LT (1978) Fehlwachstum nach metaphysärer Verletzung im Wachstumsalter. Hefte Unfallheilkd 138:282

104. Kleiger B (1964) Fracture of the lateral portion of the distal tibial epiphysis. J Bone Joint Surg (Am) 46:25

105. König F (1908) Die späteren Schicksale deform geheilter Knochenbrüche, besonders bei Kindern. Arch Klin Chir 85:187

106. Koncz M (1973) Spätergebnisse bei Unterarmfrakturen im Kindesalter. Arch Orthop Trauma Surg 76:300

107. Kraus J (1975) Läsionen der Epiphysenfuge am Radiusköpfchen. Aktuel Traumatol 5:127

108. Gestrichen

109. Kubat R, Ceck O, Mrzena V (1981) Spontaneous correction of angulation following long bone fractures in childhood. In: Chapchal G (ed) Fractures in children. Thieme, Stuttgart New York

110. Kuner EH (1976) Die Osteosynthese bei der kindlichen Fraktur. Langenbecks Arch Chir 342:291

111. Laer LR von (1977) Beinlängendifferenzen und Rotationsfehler nach Oberschenkelschaftfrakturen im Kindesalter. Arch Orthop Trauma Surg 89:121

112. Laer LR von (1978) Neue Behandlungskriterien für die Oberschenkelfraktur im Kindesalter. Z Kinderchir 24:165

113. Laer LR von (1979) Die supracondyläre Humerusfraktur im Kindesalter. Arch Orthop Trauma Surg 95:123

114. Laer LR von (1981) Posttraumatische Wachstumsstörungen am kindlichen Ellbogen. Unfallheilkunde 84:101

115. Laer LR von (1981) Prognosis of leg-length discrepancy and axial deviation in femoral fractures in children. In: Chapchal G (ed) Fractures in children. Thieme, Stuttgart New York, pp 43

116. Laer LR von (1981) Die „Unvollendete" des Wachstumsalters: Die Übergangsfraktur der distalen Tibia. Unfallheilkunde 84:373

117. Laer LR von (1981) Die Fraktur des Condylus radialis humeri im Wachstumsalter. Arch Orthop Trauma Surg 98:275

118. Laer LR von (1981) Klinische Aspekte zur Einteilung kindlicher Frakturen, insbesondere zu den traumatischen Läsionen der Wachstumsfuge. Unfallheilkunde 84:229

119. Laer LR von (1982) Die klinische Bedeutung des posttraumatischen Rotationsfehlers nach Oberschenkelschaftfrakturen im Wachstumsalter. Hefte Unfallheilkd 158/159

120. Laer LR von (1982) Die Grenzen posttraumatischer Fehlstellungskorrekturen am wachsenden Handskelett. Orthop Prax 18/4:266

121. Laer LR von (1983) Die Malleolarläsionen des Wachstumsalters. In: Chapchal G (ed) Sportverletzungen und Sportschäden. Thieme, Stuttgart New York, S 205

122. Laer LR von (1982) The fracture of the proximal end of the radius in adolescence. Arch Orthop Trauma Surg 99:167

123. Laer LR von (1982) Der posttraumatische Verschluß der distalen Tibiaepiphysenfuge. Ursache, Prognose und Prophylaxe? Teil I, II. Unfallheilkunde 85:445ff, 509ff

124. Laer LR von, Aebi M (im Druck) Experimentelle Untersuchungen über die Bedeutung des Periostes bei der Spontankorrektur posttraumatischer Achsenfehlstellungen

125. Laer LR von, Keller A (im Druck) Die Wachstumsprognose nach distalen Vorderarmfrakturen sowie Epiphysenfrakturen des distalen Radius. Vortrag am Unionskongreß der Schweizerischen Chirurgischen Fachgemeinschaften vom 23.–25.9.82 in Luzern

126. Laer LR von, Jehle B, Gerber B (1982) Epiphysenfrakturen und Epiphysenlösungen der distalen Tibia. Z Kinderchir 36:125

127. Laer LR von, Jani L, Cuny T, Jenny P (1982) Die proximale Unterschenkelfraktur im Wachstumsalter. Ursache und Prophylaxe des posttraumatischen Genu valgum. Unfallheilkunde 85:215

128. Langenskiöld A (1975) An operation for partial closure of an epiphyseal plate in children and its experimental basis. J Bone Joint Surg (Br) 57:325

129. Langenskiöld A (1981) Consideration of growth factors in the treatment of fractures of long bones in children. In: Chapchal G (ed) Fractures in children. Thieme, Stuttgart New York, pp 16

130. Lehner A, Dubar J (1954) Sekundäre Deformierungen nach Epiphysenlösungen und epiphysenliniennahen Frakturen. Helv Chir Acta 21:388
131. Luciano SD, Tachdjian MO (1978) Physeal injuries of the ankle in children. Clin Orthop 136:230
132. Magerl F (1978) Frakturen am proximalen Humerus. In: Weber BG, Brunner C, Freuler F (Hrsg) Frakturenbehandlung bei Kindern und Jugendlichen. Springer, Berlin Heidelberg New York, pp 97
133. Magerl F, Zimmermann H (1978) Supracondyläre Humerusfrakturen. In: Weber BG, Brunner C, Freuler F (Hrsg) Die Frakturenbehandlung bei Kindern und Jugendlichen. Springer, Berlin Heidelberg New York, pp 141
134. Mann TS (1963) Prognosis in supracondylar fractures. J Bone Joint Surg (Br) 45: 516
135. Meals RA (1979) Overgrowth of the femur following fractures in children: Influence of handedness. J Bone Joint Surg (Am) 61:381
136. Mischkowsky T, Daum R, Ruf W (1980) Injuries of the distal radial epiphysis. Arch Orthop Trauma Surg 96:75
137. Molster A, Soreide O, Solhang JH, Raugstad TS (1977) Fractures of the lateral part of the distal tibial epiphysis (Tillaux or Kleiger fracture). Injury 8:260
138. Morscher E (1968) Strength and morphology of growth cartilage under hormonal influence of puberty. Reconstr Surg Traumatol (Suppl) 10
139. Morscher E (1968) Entstehung und Behandlung posttraumatischer Wachstumsstörungen nach Epiphysenfugenverletzungen. Paediatr Fortbildungskurs 5–6:169
140. Morscher E (1973) Verletzungen der Wachstumsfuge. Orthop Prax 8:315
141. Morscher E (1981) Classification of epiphyseal injuries. In: Chapchal G (ed) Fractures in children. Thieme, Stuttgart New York, pp 20
142. Morscher E, Jani L (1977) Korrekturosteotomien bei posttraumatischen Wachstumsstörungen. Orthopäde 6:113
143. Morscher E, Jani L (1981) Correction osteotomies in posttraumatic disturbances of growth realignement osteotomies after lesion of the growth cartilage. In: Chapchal G (ed) Fractures in children. Thieme, Stuttgart New York, pp 30
144. Morscher E, Taillard W (1965) Beinlängenunterschiede. Karger, Basel New York
145. Müller ME (1977) Zur Einteilung und Reposition der Kinderfrakturen. Unfallheilkd 80:187
146. Müller ME, Ganz R (1974) Luxationen und Frakturen: Untere Gliedmaßen und Becken. In: Rehn J (Hrsg) Unfallverletzungen bei Kindern. Springer, Berlin Heidelberg New York, pp 141
147. Müller W, Ahlers J, Thümler P, Schweikert CH (1976) Indikationen zur Osteosynthese im Kindes- und Jugendalter. Therapiewoche 26:17, 2779
148. Münzenberg KJ (1977) Die Verkalkung der Epiphysenfuge unter physiologischen und pathologischen Bedingungen. Z Orthop 115:569
149. Neer CS (1960) Separation of the lower femoral epiphysis. Am J Surg 99:756
150. Neer CS (1970) Displaced proximal humeral fractures. J Bone Joint Surg (Am) 52: 1077
151. Neer CS, Cadman EF (1957) Treatment of fractures of the femoral shaft in children. JAMA 163:134
152. Neugebauer W, Küer F, Flach A, Schippert W (1981) Der Wert szintigrafischer Untersuchungsverfahren mit $^{99m}$-Technetium bei Epiphysenverletzungen. Aktuel Traumatol 11:217
153. Neugebauer W, Küper W, Schweizer P, Flach A (1981) Szintigrafische Untersuchungsverfahren zur Beurteilung der Minderdurchblutung bei Epiphysenfrakturen. Langenbecks Arch Chir (Suppl) 83
154. Neugebauer W, Schweizer P, Gradel S, Walter E (1981) Epiphysenfugenläsionen, Klassifikation – Therapie – Prognose. Z Kinderchir 33:153
155. Neurath F, Lessen H van (1972) Die unter Verkürzung geheilte jugendliche Oberschenkelfraktur. Z Kinderchir (Suppl) 11:791

156. Newman JH (1977) Displaced radial neck fractures in children. Injury 9:114
157. Nicole R (1953) Kindliche Frakturen. Schweiz Rundsch Med 42/30:618
158. Nonnemann HC (1969) Grenzen der Spontankorrektur fehlgeheilter Frakturen bei Jugendlichen. Langenbecks Arch Chir 324:78
159. Nordentoft EL (1969) Experimental epiphyseal injuries. Grading of trauma and attempts at treating traumatic epiphyseal arrest in animals. Acta Orthop Scand 40: 176
160. Oberhammer J (1980) Degree and frequency of rotational deformities after infant femoral fractures and their spontaneous correction. Arch Orthop Trauma Surg 97: 249
161. Odell RT, Leydig SM (1951) The conservative treatment of fractures in children. Surg Gynecol Obstet 92:69
162. Östermann K (1972) Operative elimination of partial premature epiphyseal closure. An experimental study. Acta Orthop Scand (Suppl) 147
163. Oeterson HA, Brewster RC, Johnson KA (1977) Epiphyseal growth plate injuries of the distal tibia. Min Med 60:44
164. Parsch K, Manner G, Dippe K (1977) Genu valgum nach proximaler Tibiafraktur beim Kind. Arch Orthop Trauma Surg 90:289
165. Pauwels F (1958) Funktionelle Anpassung des Knochens durch Längenwachstum. Verh Dtsch Orthop Ges 90:34
166. Pauwels F (1965) Gesammelte Abhandlungen zur funktionellen Anatomie des Bewegungsapparates. Springer, Berlin Heidelberg New York
167. Peterson CA, Peterson HA (1972) Analysis of the incidence of injuries to the epiphyseal growth plate. J Trauma 12:275
168. Petrin M, Weber E, Stauffer UG (1981) Frakturheilungsstörungen durch Periostinterposition bei operativer und konservativer Therapie. Z Kinderchir 33:83
169. Porter RW (1978) The effekt of tension across a growing epiphysis. J Bone Joint Surg (Br) 60:252
170. Raemy H, Parpan D, Burch HB (1981) Transition fractures of the distal tibia epiphysis. In: Chapchal G (ed) Fractures in children. Thieme, Stuttgart New York, pp 251
171. Rang M (1969) The growth plate and its disorders. Livingstone, Edinburgh London
172. Rang M (1974) Children's fractures. Lippincott, Philadelphia Toronto
173. Rang M, Thompson GH (1979) Children's fractures: Principles and management. Reconstr Surg Traumatol 17:2
174. Ravanelli G, Prinstl K (1957) Behandlungsergebnisse nach supracondylären Oberarmbrüchen bei Kindern, mit besonderer Berücksichtigung des Schicksals von Fehlstellungen. Z Orthop 89:102
175. Rehn J (1976) Zur Toleranzgrenze konservativ behandelter kindlicher Schaftfrakturen. Z Kinderchir 18:305
176. Reisig J (1978) Die subcapitale Humerusfraktur im Kindesalter. Diplomarbeit, Med Akademie, Magdeburg
177. Reisig J, Vinzh H, Grobler B (1980) Differenzierte Behandlung der proximalen Humerusfraktur im Kindesalter. Zentralbl Chir 105:25
178. Reismann B (1979) Die Ursachen des Mehrwachstums nach Frakturen im Kindesalter. Z Kinderchir 26:348
179. Renne J (1977) Zur Systematik von Verletzungen der Wachstumsfuge. Z Orthop 115:563
180. Renne J, Weller S (1974) Verrenkungen und Frakturen der oberen Gliedmaßen. In: Rehn G (Hrsg) Unfallverletzungen bei Kindern. Springer, Berlin Heidelberg New York, S 275
181. Rettig H, Oest O (1971) Das Genu recurvatum als Folge der proximalen Tibiaapophysenverletzung und die resultierende Valgusfehlstellung nach Fraktur im proximalen Tibiabereich. Arch Orthop Trauma Surg 71:339

182. Reynolds DA (1981) Growth changes in fractured long bones. J Bone Joint Surg (Br) 63:83

183. Rodegerdts U, Henning W, Matthiessen D (1974) Experimentelle Wachstumsfugen-beeinflussung der Ulnafuge des Schweines. Z Orthop 115:573

184. Roux W (1895) Gesammelte Abhandlungen über Entwicklungsmechanik der Organismen. Engelmann, Leipzig

185. Rückert K, Fuchs G (1974) Zur Behandlung der dislozierten Radiushalsfraktur im Kindesalter. Z Kinderchir 15:332

186. Ryöppy S (1981) Characteristics of the growth skeleton from the traumatological point of view. In: Chapchal G (ed) Fractures in children. Thieme, Stuttgart New York, pp 6

187. Salter RB, Best T (1972) Pathogenesis and prevention of valgus deformity following fractures of the proximal metaphyseal region of the tibia in children. J Bone Joint Surg (Br) 54:767

188. Salter RB, Harris WR (1963) Injuries involving the epiphyseal plate. J Bone Joint Surg (Am) 45:587

189. Sasse W, Ellerbrock U (1975) Spontankorrektur fehlgeheilter kindlicher Frakturen. Z Kinderchir 17:154

180. Satter P, Schulte HD, Doerr B (1971) Die Ergebnisse der Behandlung supracondylärer Oberarmfrakturen bei Kindern unter Berücksichtigung der Methode nach Blount. Zentralbl Chir 96:125

191. Sauer HD, Mammsen U, Bethke K, Langendorff HU (1980) Der Vorderarmschaftbruch des mittleren und proximalen Unterarmdrittels im Kindesalter. Z Kinderchir 29:357

192. Saxer U (1974) Die Behandlung kindlicher Femurschaftfrakturen mit der Vertikalextension nach Weber. Helv Chir Acta 41:271

193. Saxer U (1978) Femurschaftfrakturen. In: Weber BG, Brunner C, Freuler F (Hrsg) Springer, Berlin Heidelberg New York, S 272

194. Schenk RK (1976) Besonderheiten des kindlichen Skelettes im Hinblick auf die Frakturheilung. Langenbecks Arch Chir 342:269

195. Schenk R (1978) Histomorphologie und physiologische Grundlagen des Skelettwachstums. In: Weber BG, Brunner C, Freuler F (Hrsg) Frakturenbehandlung bei Kindern und Jugendlichen. Springer, Berlin Heidelberg New York, S 3

196. Schwarzenbach U (1971) Die Rückbildungstendenz der idiopathischen Antetorsion des Schenkelhalses. Arch Orthop Trauma Surg 70:230

197. Segmüller G, Schönenberger F (1978) Frakturen am Handskelett. In: Weber BG, Brunner C, Freuler F (Hrsg) Die Frakturenbehandlung bei Kindern und Jugendlichen. Springer, Berlin Heidelberg New York, S 221

198. Seyffarth G, Hennicke W (1975) Proximale Oberarmbrüche bei Kindern und Jugendlichen. Beitr Orthop Traumatol 22:469

199. Shand AR, Steele MK (1958) Torsion of the femur. A follow-up report on the use of the Dunlap method for its determination. J Bone Joint Surg (Am) 40:803

200. Shelten WR, Canales ST (1979) Fractures of the tibia through the proximal tibial epiphyseal cartilage. J Bone Joint Surg (Am) 61:167

201. Spiegel PG, Cooperman DR, Laros GS (1978) Epiphyseal fractures of the distal ends of the tibia and fibula. J Bone Joint Surg (Am) 60:1046

202. Staheli LT (1967) Femoral and tibial growth following femoral shaft fracture in childhood. Clin Orthop 55:159

203. Stampfel O, Zöch G, Scholz R, Ferlic P (1976) Ergebnisse der operativen Behandlung von Verletzungen. Arch Orthop Trauma Surg 84:211

204. Stauffer UG (1972) Die Behandlung gelenknaher Frakturen bei Kindern. Ther Umsch 29:12, 711

205. Steiner V (1965) Epiphysenlösungen und Epiphysenfrakturen. Arch Orthop Trauma Surg 58:200

206. Steiner V (1966) Unterarmfrakturen im Kindesalter. Bruns Beitr Klin Chir 212:170
207. Steltmann W, Bauer HW, Gharib M (1979) Dringliche Osteosynthesen im Kindesalter. Akt Traumatol 9:175
208. Stimpson B (1940) Growth correction of deformities resulting from fractures in childhood. Surg Clin North Am 20:589
209. Strobino LJ, French GO, Colonna PC (1952) The effect of increasing tensions on growth of epiphyseal bone. Surg Gynecol Obstet 95:694
210. Stühmer KG (1978) Distale Vorderarmfrakturen. In: Weber BG, Brunner C, Freuler F (Hrsg) Die Frakturenbehandlung bei Kindern und Jugendlichen. Springer, Berlin Heidelberg New York, S 206
211. Suessenbach F, Weber BG (1970). Epiphysenfugenverletzungen am distalen Unterschenkel. Huber, Bern Stuttgart Wien
212. Taylor SL (1963) A case of Genu valgum. J Bone Joint Surg (Am) 45:659
213. Tischer W (1975) Indikationen und Gefahren der Osteosynthese im Kindesalter. Zentralbl Chir 101:129
214. Tittel K (1981) Rotational deformities in childhood, their development and treatment. In: Chapchal G (ed) Fractures in children. Thieme, Stuttgart New York, pp 52
215. Titze A (1967) Sprunggelenksverletzungen bei Kindern. Z Kinderchir 4:400
216. Titze A (1972) Verletzungen im Bereich des kindlichen Sprunggelenkes. Z Kinderchir (Suppl) 11
217. Trueta J (1953) The influence of the blood supply in controlling bone growth. Bull Hsop Joint Dis 147:157
218. Trueta J (1963) The role of the vessels in oesteogenesis. J Bone Joint Surg (Br) 45:402
219. Trueta J, Amato VP (1960) The vascular contribution to osteogenesis. J Bone Joint Surg (Br) 42:571
220. Tscherne H, Suren EG (1976) Fehlstellungen, Wachstumsstörungen und Pseudarthrosen nach kindlichen Frakturen. Langenbecks Arch Chir 342:299
221. (Entfällt)
222. Verbeek HOF (1979) Does rotation deformity, following femur shaft fracture, correct during growth? Reconstr Surg Traumatol 17:75
223. Viljanto J, Kiviluoto H, Paananen M (1965) Remodelling after femoral shaft fracture in children. Acta Chir Scand 141:360
224. Vontobel V, Genton N, Schmid R (1962) Die Spätprognose der kindlichen dislozierten Femurschaftfrakturen. Helv Chir Acta 28:655
225. Vonzh H (1976) Osteosynthese im Kindesalter. Beitr Orthop Traumatol 23:107
226. Wadsworth TH (1964) Premature epiphyseal fusion after injury of the capitulum. J Bone Joint Surg (Br) 46:46
227. Wagner H (1958) Experimentelle Untersuchungen über die Osteosynthese mit dem Spongiosabolzen bei jugendlichen Hüftkopfprothesen. Verh Dtsch Orthop Ges 46: 501
228. Wagner H (1972) Die biologische Reaktion des Knochengewebes und des Epiphysenknorpels. Z Orthop 110:914
229. Weber BG (1961) Inwieweit sind isolierte extreme Torsionsvarianten der unteren Extremitäten als Deformitäten aufzufassen und welche klinische Bedeutung kommt ihnen zu? Orthopäde 94:278
230. Weber BG (1963) Zur Behandlung kindlicher Femurschaftbrüche. Arch Orthop Trauma Surg 54:713
231. Weber BG (1964) Epiphysenfugenverletzungen. Helv Chir Acta 31:103
232. Weber BG (1975) Das Besondere bei der Behandlung der Frakturen im Kindesalter. Z Unfallheilkd 78:193
233. Weber BG (1977) Frische Verletzungen der Wachstumsfuge – ihre Therapie. Z Orthop 115:567

234. Weber BG (1978) Frakturheilung am ausgereiften und am wachsenden Skelett. In: Weber BG, Brunner C, Freuler F (Hrsg) Frakturenbehandlung bei Kindern und Jugendlichen. Springer, Berlin Heidelberg New York, S 21

235. Weber BG (1978) Die proximale Tibiafraktur. In: Weber BG, Brunner C, Freuler F (Hrsg) Frakturenbehandlung bei Kindern und Jugendlichen. Springer, Berlin Heidelberg New York, S 328

236. Wehner W, Hasek P (1977) Beitrag zur Osteosynthese am kindlichen Knöchel. Beitr Orthop Traumatol 24:37

237. WeberBG, Suessenbach F (1978) Frakturen der Malleolengegend. In: Weber BG, Brunner C, Freuler F (Hrsg) Frakturenbehandlung bei Kindern und Jugendlichen. Springer, Berlin Heidelberg New York

238. Weller S (1976) Die konservative Behandlung kindlicher Frakturen. Langenbecks Arch Chir 342:287

239. Wilde CD, Lange T, Hesse W, Goetz J (1973) Einfluß der Druckplattenosteosynthese auf das Längenwachstum im Tierversuch. Langenbecks Arch Klin Chir (Suppl) 95

240. Wilde CD, Ziegelmüller R, Weiss H (1978) Operationsindikation bei kindlichen Sprunggelenksverletzungen. Therapiewoche 28:1528

241. Wirth CJ, Keyl W (1978) Frakturen und Luxationen des Radiusköpfchens – Problematik der Diagnose und der Therapie. Orthop Prax 14:103

242. Wolff J (1982) Das Gesetz der Transformation der Knochen. Hirschwald, Berlin

243. Zimmermann H (1978) Ellbogenbrüche. In: Weber BG, Brunner C, Freuler F (Hrsg) Die Frakturenbehandlung bei Kindern und Jugendlichen. Springer, Berlin Heidelberg New Yor, S 160

# VIII. Sachverzeichnis

# Hefte zur

# Unfallheilkunde

Beihefte zur Zeitschrift „Unfallheilkunde/Traumatology" Herausgeber: J. Rehn, L. Schweiberer

# Hefte zur
# Unfallheilkunde

Beihefte zur Zeitschrift „Unfallheilkunde/Traumatology" Herausgeber: J. Rehn, L. Schweiberer

157. Heft:
**16. Tagung der Österreichischen Gesellschaft für Unfallchirurgie**
3. bis 4. Oktober 1980, Salzburg
Kongreßbericht im Auftrage des Vorstandes
zusammengestellt von J. Poigenfürst
1982. 196 Abbildungen. XXII, 416 Seiten
DM 128,-. ISBN 3-540-11387-8

158. Heft:
**45. Jahrestagung der Deutschen Gesellschaft für Unfallheilkunde e. V.**
22. bis 25 November 1981, Berlin
Kongreßbericht im Auftrage des Vorstandes
zusammengestellt von A. Pannike
1982. 289 Abbildungen. XXVI, 754 Seiten
DM 168,-. ISBN 3-540-11718-0

159. Heft: B. Helpap
**Die lokale Gewebsverbrennung**
Folgen der Thermochirurgie
1983. 46 Abbildungen. X, 90 Seiten
DM 36,-. ISBN 3-540-11891-8

160. Heft:
**Verletzungen des Schultergürtels**
15. Reisensburger Workshop zu Ehren von
M. Allgöwer
18. bis 20. Februar 1982
Herausgeber: C. Burri, A. Rüter
Unter Mitarbeit zahlreicher Fachwissenschaftler
1982. 194 Abbildungen. XV, 284 Seiten
DM 169,-. ISBN 3-540-11767-9

161. Heft:
**Die Verriegelungsnagelung**
3. Internationales Verriegelungsnagel-Symposium
2. und 3. April 1982, Frankfurt/Main
Herausgeber: J. Mockwitz, H. Contzen
1983. 107 Abbildungen. XII, 190 Seiten
DM 78,-. ISBN 3-540-12009-2

162. Heft:
**Fraktur und Weichteilschaden**
28. Hannoversches Unfallseminar
7. November 1981
Herausgeber: H. Tscherne, L. Gotzen
Unter Mitarbeit zahlreicher Fachwissenschaftler
1983. 104 Abbildungen. IX, 160 Seiten
DM 78,-. ISBN 3-540-12095-5

165. Heft:
**Experimentelle Traumatologie
Neue klinische Erfahrungen**
Forumband der 4. Deutsch-Österreichisch-
Schweizerischen Unfalltagung in Lausanne,
8. bis 11. Juni 1983
Herausgeber: C. Burri, U. Heim, J. Poigenfürst
1983. 74 Abbildungen, XVII, 307 Seiten
DM 88,-. ISBN 3-540-12460-8

167. Heft:
**Anatomie und Kinematik
des Kniegelenkes**
17. Jahrestagung der Österreichischen Gesellschaft
für Unfallchirurgie
1. bis 3. Oktober 1981, Salzburg
Kongreßbericht im Auftrage des Vorstandes zusammengestellt von H. Frick
1983. Etwa 212 Abbildungen, etwa 185 Tabellen.
Etwa 504 Seiten. DM 128,-. ISBN 3-540-12606-6

170. Heft:
**Posttraumatische Schäden des Schulter-
gürtels**
17. Reisensburger Workshop
zu Ehren von M. E. Müller und J. Rehn
3. bis 5. März 1983
Herausgeber: C. Burri, A. Rüter
1983. Etwa 93 Abbildungen, etwa 85 Tabellen.
Etwa 200 Seiten. DM 98,-. ISBN 3-540-12970-7

Springer-Verlag
Berlin
Heidelberg
New York
Tokyo

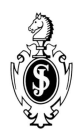